나는 절대
척추 수술을
권하지 않는다

나는 절대
척추 수술을
권하지 않는다

펴낸날 초판 1쇄 2013년 8월 10일 | 개정판 1쇄 2022년 11월 30일

지은이 신명주

펴낸이 임호준
출판 팀장 정영주
편집 김은정 조유진 이상미
마케팅 길보민 이지은
경영지원 나은혜 박석호 황혜원

일러스트 영수
인쇄 (주)상식문화

펴낸곳 (주)헬스조선 | **발행처** (주)헬스조선 | **출판등록** 제2-4324호 2006년 1월 12일
주소 서울특별시 중구 세종대로 21길 30 | **전화** (02) 724-7664 | **팩스** (02) 722-9339
페이지 www.vita-books.co.kr | **블로그** blog.naver.com/vita_books

© 신명주, 2022

이 책은 저작권법에 따라 보호를 받는 저작물이므로 무단 전재와 무단 복제를 금지하며,
이 책 내용의 전부 또는 일부를 이용하려면 반드시 저작권자와 (주)헬스조선의 서면 동의를 받아야 합니다.
책값은 뒤표지에 있습니다. 잘못된 책은 바꾸어 드립니다.

ISBN 979-11-85020-06-8 13510

비타북스는 독자 여러분의 책에 대한 아이디어와 원고 투고를 기다리고 있습니다.
책 출간을 원하시는 분은 이메일 vbook@chosun.com으로 간단한 개요와 취지, 연락처 등을 보내주세요.

수술없이 편안하고 건강한 삶을 되찾아라!

나는 절대 척추 수술을 권하지 않는다

I would never recommend spinal surgery

신명주 지음

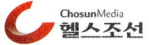

■■ 프롤로그

이제, 수술 없이
척추병을 치료하세요!

"선생님! 가족에게도 이 수술을 권하시겠어요?"

10여 년 전, 허리디스크 수술을 하게 된 환자에게 질문을 받았을 때 많은 생각에 잠겼었다. 허리디스크, 척추관협착증 등 척추질환의 치료법으로 수술이 압도적 위치에 있던 시절이었다. 척추병을 치료하기 위해 어쩔 수 없이 수술을 받기로 했지만 수술의 위험성을 생각할 때 두려움도 컸으리라.

사실 의사인 나도 수술은 선택하고 싶지 않다. 내 가족이라면 수술은 가장 마지막에 고려할 것이라는 마음으로 비수술 치료법에 몰두했다. 의사가 환자를 위해 '최후가 아닌 최선을 생각해야 하는 것은 의무'라는 신념이 견인차가 되었다.

첨단 의과학기술에 힘입은 비수술 치료법으로 지난 10여 년간 필자는 척추질환 치료 성공률을 90퍼센트 이상 기록했다. 비수술은 부분 마취를 하여 위험성도 낮고 주변조직의 손상이 적어서 흉터가 거의 남지 않아 수술보다 일석이조 이상의 효과가 있다. 화장실도 제대로 다니지 못하던 환자가 비수술을 받고 기쁘게 화장실을 오가는 모습이나, 시술 당일 퇴원하며 환한 웃음을 짓는 표정을 보면 필자가 더 기쁘고 행복하다.

그러나 여전히 많은 사람들이 수심이 가득한 얼굴로 진료실을 찾아와 "척추병이라면 수술 받아야죠?"라고 묻는다. 척추병은 무조건 수술해야 한다는 생각이 만든 기우다. 더욱 안타까운 것은 수술에 대한 두려움으로 치료시기를 놓치고 병을 키운 후에야 병원을 찾아온 환자들을 만날 때이다. 그분들의 병을 키운 잘못된 생각, 곧 "척추병은 무조건 수술해야 한다"는 고정관념을 깨기 위해 이 책을 쓰게 되었다.

그동안 많은 환자들을 만났다. 오래전 환자의 물음은 필자의 뇌리에 엄정한 기준으로 자리 잡혀 각자의 사연과 고통을 안고 찾아온 사람들을 치료할 때마다 떠올랐다. 게다가 환자들에게 "이제, 수술 없이 척추병을 치료하세요!"라고 말할 수 있는 의사라는 사실은 큰 기쁨이자 더욱 노력하게 하는 원동력이 되었다. 이 책을 통해 더 많은 사람들에게 비수술 치료법의 우수성을 널리 알리고 싶다. 더불어 척추환자들이 고통을 덜고 건강하게 인생을 즐겼으면 하는 바람이다.

2022년 11월

신명주

Contents ::

프롤로그_ 이제, 수술 없이 척추병을 치료하세요! 04

Part 1 나는 절대 척추 수술을 권하지 않는다

13_ 척추질환을 꼭 수술로 고쳐야 하는가
급증하는 척추 수술, 대안은 없을까
위험성이 낮은 비수술로 고통에서 해방되자

19_ 당신이 척추질환에 가진 오해와 진실
Q. 척추질환은 칼을 대야 한다?
Q. 척추질환은 수술해야만 완치된다?
Q. 허리가 아프면 디스크이고 디스크라면 수술해야 한다?
Q. 노인은 척추질환을 치료하면 더 나빠진다?
Q. 척추질환은 10대, 20대에겐 없다?

29_ 기대 이상으로 안전한 비수술 치료
비수술 치료의 놀라운 장점

32_ 절개 없이 약물로 치료하는 척추질환
척추질환을 치료하는 약의 종류

Part 2 명의 신명주의 통쾌한 척추 비수술

37_ 비수술 치료법으로 척추환자 90퍼센트 이상을 고통에서 해방시키다

40_ 고혈압과 당뇨병 같은 만성질환을 앓는 척추환자의 걱정을 해결하다
만성질환을 앓고 있는 척추환자의 치료가 힘든 이유
당뇨병을 앓던 척추환자도 비수술로 치료하다

47_ 진통제로 견딘 지긋지긋한 세월, 통증의 끝에서 기쁨을 외치다
성공적인 비수술로 진통제의 양이 급감하다
고통으로 가득했던 긴 시간에서 벗어나다

53_ 척추 수술실패증후군에 시달리던 환자를 비수술로 치료하다
척추 수술을 받았는데도 통증이 재발한 환자

58_ 심각한 척추관협착증에 놀라운 효과를 내는 비수술 치료
척추관협착증 치료는 포기하지 말아야 한다

62_ 척추질환의 만성적인 고통을 참아온 어머니들에게 자유를 선물하다
폐경기에 발병하는 척추질환 물리치기

66_ 잘못된 운동으로 인한 급성 디스크를 비수술 치료법으로 고치다
운동으로 악화될 수 있는 척추질환

70_ 직장인을 위협하는 목디스크, 거북목, 새우등 자세를 비수술로 치료하다
사무직 직장인을 위협하는 목디스크

74_ 고령 척추환자도 걱정 없이 받을 수 있는 안전한 비수술 치료
고령 환자가 화장실에 혼자 갔을 때 가장 기쁘다

79_ 척추 건강에 방심한 젊은 환자를 비수술 치료로 고치다

Part 3 척추질환에서 해방되는 효과 100배 치료법

- 85_ 신명주 원장이 자신 있게 권하는 비수술 치료법 4가지
  - 진화를 거듭한 척추질환 수술법
  - 신경성형술
  - 경막외내시경레이저시술
  - 고주파수핵감압술
  - 디스크내플라즈마감압술

- 101_ 그 밖의 비수술 치료법 6가지
  - 프롤로테라피
  - 심부근육자극법
  - 체외충격파
  - 말초신경차단술
  - 척추교정 도수치료
  - 줄기세포

- 106_ 수술이 불가피한 환자를 위한 수술 치료법 4가지
  - 미세현미경디스크제거술
  - 최소침습 척추유합술
  - 인공디스크 치환술
  - 척추체 성형술

Part 4 튼튼하고 바른 척추 만들기, 지금부터 신경 써라

- 113_ 성인의 80퍼센트가 생애 한 번은 고통받는 척추질환
- 117_ 척추질환의 발생 원인을 제대로 알자
- 122_ 척추질환의 대표적 증상은 디스크!
- 130_ 목디스크와 허리디스크의 차이
- 134_ 디스크와 혼동하는 척추관협착증과 추간관절증후군, 강직성 척수염

Part 5 척추질환을 물리치고 바른 몸 만드는 건강 비법

143_ 자세를 바르게 하면 두 번 다시 고통 받지 않는다
대나무처럼 곧게!
고양이처럼 조심스럽게!
오뚝이처럼 균형 있게!
대나무처럼 바르고 곧은 자세 만들기

154_ 평소에 생활습관을 교정하면 척추가 건강해진다
척추월요병을 예방하는 니트 운동
스트레스를 줄이는 다양한 방법
집에서 실천하는 척추 건강법
회사에서 실천하는 척추 건강법

164_ 한 살이라도 젊을 때 꾸준하고 올바르게 운동한다
나이들수록 근육을 단련하자
식물성 단백질을 섭취하자
햇볕을 쬐며 골다공증을 예방하자

169_ 만병의 근원인 비만은 척추질환에서도 예외가 아니다
성장기 청소년은 비만을 조심하자
뱃살을 빼야 척추가 건강해진다

172_ 곧고 건강한 척추를 만들기 위한 운동 가이드
척추 건강에 바람직한 운동
척추 건강을 위해 주의해야할 운동
환자에 따라 피해야 할 운동
통증이 빠르게 가라앉는 방법

부록
통증이 싹 사라지는 하루 30분 척추질환 운동 _181
허리 운동 환자 편 재활 환자가 쉽게 하는 척추 안정화 운동법
재활 환자가 쉽게 하는 허리 굴곡 운동법 | 재활 환자가 쉽게 하는 허리 신전 운동법
허리 운동 일반인 편 척추질환을 예방하는 허리 유연성 운동법
척추질환을 예방하는 허리 근력 강화 운동법 | 척추질환을 예방하는 허리 튼튼 운동법
목 운동 환자 편 재활 환자가 쉽게 하는 목디스크 운동법(1단계)
재활 환자가 쉽게 하는 목디스크 운동법(2단계)
목 운동 일반인 편 척추질환을 예방하는 목 긴장 완화 운동법
척추질환을 예방하는 목 튼튼 운동법

에필로그_ '최적의 방법'과 '최소의 위험'이 결합한 비수술 치료 242

Part 1

나는 절대
척추 수술을
권하지 않는다

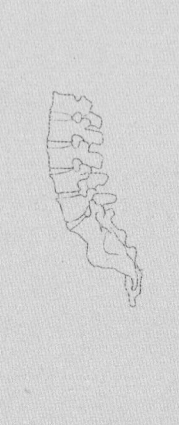

척추질환을 꼭 수술로 고쳐야 하는가

"의술은 인술이 아니고 산술이야!"

일본 작가 도요코의 소설 〈하얀 거탑〉은 일본은 물론 우리나라에서도 베스트셀러였고 그 인기에 힘입어 TV드라마로도 만들어졌다. 의사로서 남다른 관심을 가지고 이 책을 읽게 된 필자는 야망에 가득찬 소설 속 주인공이 같은 의사의 길을 걷고 있는 사위에게 던진 말이 비수처럼 꽂혔다. 성공가도에 올랐으나 더 큰 성공을 위해 질주를 멈추지 않았던 의사에게 병원은 인술의 장이 아닌 사업의 장이었고, 더 많은 환자를 유치해서 수술을 하는 것이야말로 사업을 키우는 길이었다. 신경외과 의사인 필자는 그의 야망이 그대로 응축된 그 말을 일생의 반면교사(反面教師)로 삼고 있다. '의술이 인술'임은 지구가 둥근 것처럼 지당하다.

필자는 환자를 위해 최후가 아닌 '최선'을 생각한다. 그것이 의술이며 인술이라고 믿는다. 많은 환자들이 척추질환 치료의 최후 방법인 수술을 최선의 방법으로 알고 있는 것이 안타까워서 이 글을 쓰게 되었다.

수술은 만능이 아니다. 대부분의 경우, 수술은 치료의 마지막 단계에 선택하는 방법이기 때문에 그만큼 위험을 감수해야 한다. 단 한번의 수술로 병이 깨끗이 나을 수 있다는 생각은 착각에 가깝다. 수술은 의사인 나도 싫다. 수술의 위험성을 한결 낮춘 비수술 치료가 있는데 나를 믿고 찾아온 환자에게 수술을 권하며 두려움과 공포감에 떨게 하고 싶지 않다.

척추질환을 앓고 있는 환자 중에서 꼭 수술이 필요한 경우는 전체 환자의 5~10퍼센트 정도일 뿐이다. 때문에 환자에게 수술을 권하지도 않을 뿐더러 수술을 해야 하는 경우는 철저히 한정지으려 한다. 척추에 변형이 있어 기능적 장애를 갖게 된 환자, 약물요법이나 물리치료 등 보존적 치료를 했지만 통증 조절 효과가 나타나지 않는 환자, 다리를 전혀 움직일 수 없는 심각한 마비 증상을 보이는 환자에 국한해 수술을 한다. 예컨대 디스크가 제법 크게 돌출해도 대소변 조절이 어려운 마미증후군(cauda equina syndrome)처럼 응급 수술을 필요로 하는 경우가 아니라면 약물요법으로 치료하는 것만으로도 증상이 많이 호전된다.

급증하는 척추 수술, 대안은 없을까

그럼에도 불구하고 최근 척추 수술은 가파른 상승곡선을 그리며 증가하고 있다. 국민건강보험공단의 자료에 따르면 척추 수술 건수는 2004년 6만7천여 건에서 2007년 11만1천여 건으로 증가했다. 2007년부터 2010년까지는 척추 수술이 70퍼센트나 급증해서 인구 10만 명당 수술 건수가 160건에 이르렀다.

우리나라와 미국의 척추 수술 인구를 비교해보면, 2004년 우리나라의 척추 수술 인구가 10만 명 당 119.8명인데 비해 미국은 138.1명이었다. 2007년에는 우리나라가 181.5명, 미국이 150명으로 미국을 앞섰다. 이와 같이 척추 수술 건수가 증가했다고 해서 환자가 늘었다고 추측할 수는 없다. 수술이 필요한 환자가 증가했을 수도 있지만, 불필요한 척추 수술이 늘었을 수도 있다. 실제로 건강보험심사평가원(심평원)의 발표에 따르면, 2011년 시행된 척추 수술 중 15퍼센트는 과잉 수술로 판명됐다. 이에 따라 진료비 삭감도 늘어 효율성이 떨어지고 있다.

심평원은 2011년에 시행된 척추 수술 15만3661건 중 2만3385건(15.2퍼센트)을 과잉 수술로 판정하고 진료비 292억 원을 삭감했다. 2008년, 2009년 9퍼센트대였던 삭감률은 2010년 11퍼센트, 2011년에는 15.2퍼센트로 증가했다. 이렇듯 불필요한 척추 수술의 증가는 건강보험 재정에 부담을 줄 뿐만 아니라 환자에게도 비용 부담을 주게 된다.

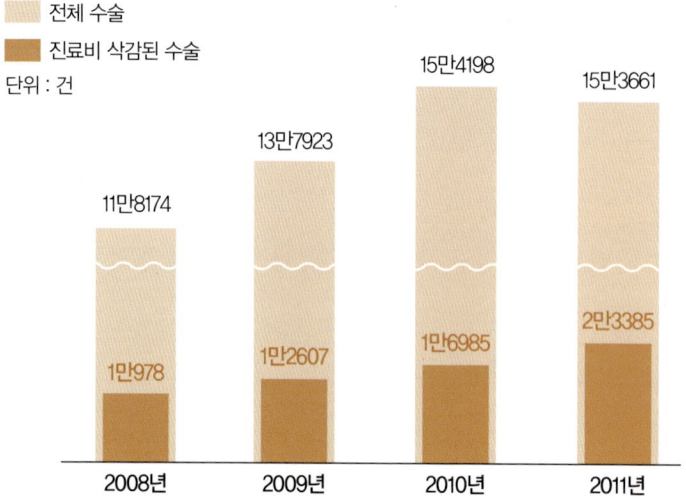

과잉 수술에 대한 놀라운 사실은 너무 성급하게 수술을 했거나 척추 뼈 한두 개를 수술하면 충분할 것을 그 이상의 뼈를 수술하는 등 범위를 과도하게 잡은 경우가 60~70퍼센트를 차지했다는 것이다. 이에 따라 피해 사례도 늘어나 척추 수술과 관련된 피해 구제 신청이 해마다 3백 건 가량 접수되고 있다. 척추 수술 후에도 통증이 가시지 않고 재발하는 경우가 가장 많고 신경이나 조직이 손상된 경우도 있으며 증상이 악화되어 마비 등의 장애가 남거나 사망하는 사례도 있다. 필자는 이러한 통계 수치를 접하거나 실제로 수술 실패로 찾아온 환자를 만날 때마다 무척이나 안타까운 마음이 든다.

위험성이 낮은 비수술로 고통에서 해방되자

수술을 신중하게 선택해야 하는 까닭은 순간의 선택이 평생을 좌우한다는 말처럼 수술 자체만으로도 부담이 크고 후유증과 재발도 비수술 치료에 비해 발생할 위험이 높기 때문이다.

척추 수술 후유증의 위험성은 환자가 수술을 선택하는 순간부터 높아진다고 할 수 있다. 수술 후에도 통증이 완화되지 않거나 후유증이 남아 재수술을 받게 되면 첫 번째 수술보다 고도의 기술과 실력 있는 전문의의 경험이 요구되고 자연히 치료 기간도 더 오래 걸린다. 첫 번째 수술이 비교적 수월한데 비해 두 번째 수술부터는 까다로워서 신경외과 의사들 사이에서는 첫 번째 디스크 수술을 비교적 간단한 편도선 수술에, 재수술은 어렵고 힘든 심장 수술에 비교하기도 한다. 첫 번째 수술의 성공률이 70~80퍼센트라면, 두 번째 수술의 성공률은 50퍼센트, 세 번째 수술의 경우 20~30퍼센트 정도에 지나지 않는다. 성공 가능성이 낮다는 것은 그만큼 재발률이 높다는 말이다.

수술했다고 안심하기보다는 수술 이후 운동요법을 꾸준히 하고 생활습관을 개선하여 척추 주변의 인대(힘줄), 근육, 신경, 연골조직 등과 같은 주변 조직들의 기능을 강화하는데 중점을 두어야 한다. 관리가 제대로 이루어지지 않으면 재발하기 쉽다. 더욱이 수술을 하게 되면 수술한 부위에 퇴행성 변화가 일어나기 시작하고 수술하지 않은 주변부의 퇴행성 변화가 더 빨리 진행된다. 그 결과, 두 번째 세 번째 수술로 이어지는 고통의 도미노에 휩싸일 수 있다. 이에 비해 비수술 치료는 약물, 줄기세포 주사 등으로 병변을 치료하고 척추와 인대, 근육 등의 조직에 재생력을 키워주어 수술보다 위험성이 낮고 효과도 상당히 높다.

당신이
척추질환에 가진
오해와 진실

중학교 입학할 무렵으로 기억한다. 필자의 아버지는 항상 신문 읽기를 권하셨다. 아버지는 늘 눈과 귀를 열고 있어야 세상의 변화를 알 수 있고 생각이 굳지 않는다고 하셨다. "사람의 생각을 바꾸는 게 태산을 옮기는 것보다 어렵다."는 말씀은 지금도 귓전에 생생하다.

환자를 만날 때마다 아버지의 말씀이 새삼스럽게 다가온다. 지난 10년간 수술이 아닌 비수술로 90퍼센트 이상의 척추질환 치료 성공률을 거두었음에도 불구하고 예나 지금이나 찾아오는 환자들은 예외 없이 수술을 받아야 한다고 앞서 생각한다. 환자들과 대화를 나누면서 그들의 뇌리에 '척추질환=수술'이라는 부동의 공식이 자리 잡고 있음을 절감하고 너무나 안타까웠다. 수술에 대한 두려움에 병을 키워

온 환자도 적지 않았다.

'아는 것이 힘'이라고 했다. 필자는 거기에 더해 '제대로 아는 것이 힘'이라는 점을 강조하고 싶다. 이에 환자들이 척추질환에 대한 오해와 편견에서 벗어나 바르게 알길 바라는 마음에서 대표적인 궁금증을 답하려 한다. 그동안 척추질환에 대해 무성했던 오해를 이젠 바로 알고 대처하자.

Q 척추질환은 칼을 대야 한다?

A 척추질환 치료에 대한 이해와 오해는 명암이 확실하다. 많은 사람들이 척추질환으로 고통 받고 있지만 등잔 밑이 어두운 법이듯 신빙성 없는 고정관념에 사로잡혀 병을 키우며 치료를 미룬다. 그만큼 오해가 크기 때문이다. 그 중 대표적인 오해가 척추질환을 치료하기 위해서는 척추에 칼을 대야 한다는 것이다.

많은 사람들이 척추질환을 나으려면 전신 마취를 하고 절개를 하는 수술적인 치료만을 떠올리며 지레 겁을 먹고 병원 찾는 일을 꺼린다. 그러나 실제로는 비수술 치료로도 수술과 비슷한 결과를 기대할 수 있다. 게다가 레이저 및 고주파, 체외충격파 시술 등 비수술 치료법이 발달하면서 물리치료와 운동요법을 병행한 다양한 치료의 조합으로 증상 개선에 큰 효과를 보는 경우도 많이 있다. 예전에는 수술만 가능했던 많은 환자들이 효과적인 비수술 치료의 도움을 받는 사례가 늘어나고 있다.

필자는 지난 10년간 연평균 1만5천 명의 척추질환자를 상대해왔다. 이들을 통해 시술이 수술만큼의 효과를 보이고 있음을 확인했으며 시술 후 환자의 높은 만족도를 보아왔다. 일반적으로 척추질환 시술 성공률은 90퍼센트 이상으로, 10명 중 9명의 환자가 호전되는 성과를 얻었다. 시술은 수술의 다양한 위험성과 후유증을 보완하면서도 수술만큼 효과가 있다는 것이 진실이다. 고로 척추질환이라고 하면 무조건 칼을 대야 한다는 것은 진실이 아니다.

Q 척추질환은 수술해야만 완치된다?
A 어디든 전화 한 통화면 금방 배달해 주는 배달음식이나 세계 최고 수준의 빠른 인터넷 통신망에서도 볼 수 있듯이 우리나라 사람들은 '다이내믹 코리아'라는 말이 어울리게 뭐든 참 빠르다. 약국에서는 가장 빨리 낫는 약을 찾고 병원에서는 센 주사 한방을 놓아달라고 한다. 그런 생각의 연장인지 한번에 치료를 끝내겠다는 생각으로 무턱대고 척추 수술을 해달라고 하는 환자들이 종종 있다.

그러나 유감스럽게도 척추질환은 완치율이 없다. 그런 점에서 암보다 난치병이라고 할 수 있다. 암은 조기에 발견하면 수술을 통해 거의 100퍼센트 완치할 수 있고 수술 및 항암치료를 받은 후 5년 이상 생존하면 완치했다고 판정한다. 즉 5년 이상 생존율을 완치율이라고 하는 것이다. 반면, 척추질환에는 완치율이 없으며 재발률만이 있다. 척추질환은 발생 원인이 근본적으로 해결되지 않는다면 수술을 하더라도 완벽하게 회복되기 어렵기 때문이다.

수술은 척추 주변의 이상 조직을 제거하거나 새로운 이식물을 넣어서 통증을 완화시킬 수 있지만 그 자체로 주변 조직의 기능이 강화되는 치료법은 아니다. 따라서 주변 조직의 기능이 강화되지 않는다면 언제든지 재발할 위험이 있다. 또한 수술 후유증으로 인대, 근육 등 주변 조직에서 다른 문제가 잇달아 발생할 수도 있다. 특히 허리디스크 수술은 신경을 누르는 돌출된 디스크를 제거하는데 이때 돌출되지 않은 디스크는 가급적 많이 남겨 놓아야 척추뼈 사이에서 본래의 기능인 완충제 역할을 할 수 있다. 그러나 이렇게 남겨둔 디스크의 재발 가능성도 배제할 수 없다.

Q 허리가 아프면 디스크이고 디스크라면 수술해야 한다?
A 허리 통증을 느끼면 대번에 디스크라고 생각하는 사람들이 많다. 그리곤 주위에 제법 많은 사람들이 허리디스크 증세로 수술했던 것에 생각이 미쳐 수술에 대한 공포심을 키운다.

결론부터 말하면 허리가 아프다고 다 디스크가 아니며 디스크라고 해서 꼭 수술해야만 하는 것은 아니다. 증상이 엇비슷해도 사람마다 질환의 양상은 차이가 있고 그에 따른 치료법이 다르기 때문에 수술할 필요가 없는 사람도 있다. 때문에 나는 절대 수술을 권하지 않는다.

흔히 허리디스크라고 부르는 질환의 정확한 이름은 '요추추간판탈출증'이다. 우리 몸의 허리는 다섯 개의 허리뼈와 각각의 허리뼈를 서로 지지하는 인대와 근육으로 이루어져 있다. 허리뼈 안에는 신경다발이 존재하며 각 뼈마디에서 다리로 가는 신경근이 밖으로 빠져나와 있다.

각 허리뼈 사이는 수핵을 담고 있는 물렁뼈로 연결되어 있는데 이것이 디스크이다. 디스크는 척추뼈 사이에서 척추 간격을 유지하고 외부 충격을 완화시켜 척추 건강을 지키는 중요한 조직이다. 디스크가 손상되거나 탄력성이 떨어지면 허리의 유연성도 떨어지고 외부 충격을 흡수할 수 없다. 게다가 디스크 내부의 수핵이 주변을 둘러싸고 있는 섬유륜 밖으로 빠져나오면서 주위 신경을 누르면 통증과 함께 허리디스크가 발생한다.

허리 통증은 크게 두 가지로 나눌 수 있다. 디스크와 관계 없이 허리가 결리고 아픈 요통과 통증이 허리는 물론이고 다리까지 뻗쳐 허리가 끊어지듯이 아프고 다리가 당기고 저려 허리를 굽히지 못하는 디스크 통증이다. 많은 요통이 근육이 긴장하거나 삐면서 일어난다. 운동부족으로 인해 근육이 약화되거나 비만 특히 복부비만으로 인해 요추부를 지지하는 균형이 무너지고 잘못된 자세, 과음과 흡연 등이 허리에는 큰 짐이 된다.

요통환자의 대부분은 2~3주에서 길어도 한두 달 이내에 증상이 호전된다. 급성기에는 안정을 취하고 얼음찜질 등의 한냉요법을 하면서 근육이완제나 소염진통제를 처방 받으면 대부분 상당히 좋아진다. 운동요법도 중요한데 급성 통증일 때는 1주일은 절대 안정을 취해야 하고 차차 걷는 정도의 가벼운 운동으로 근육 약화를 막아야 한다. 본격적인 운동은 최소 3개월 후에 시작하는 것이 좋다.

　병원에서 허리디스크라는 진단을 받았다고 해도 수술이 능사는 아니다. 수술을 한다고 해서 튀어나온 디스크가 원상태로 돌아가진 않는다. 허리디스크는 자세 교정, 허리근육 보강 운동 등의 물리요법과 약물요법 등으로도 통증이 호전되는 경우가 많다. 초기 디스크 환자들의 경우 90퍼센트 이상이 약물치료, 물리치료, 운동치료만으로도 통증이 호전되며 어떤 경우에는 별다른 치료 없이 안정을 취하는 것만으로도 수 주 안에 저절로 회복된다. 디스크가 완전히 파열된 환자는 비수술 치료를 받는 것만으로도 증상이 나아진다. 다시 말해서 물리치료와 약물요법 등으로 호전되지 않을 경우는 비교적 간단한 시술을 하여 통증 없이 일상생활을 하는 데 불편함이 없게 할 수 있다. 돌출한 디스크 때문에 신경이 심하게 눌려 발목이나 발가락 마비, 감각저하 등의 신경증상을 호소하던 환자도 적합한 시술을 받으면 대부분 호전된다.

Q　노인은 척추질환을 치료하면 더 나빠진다?
A　나이가 지긋하신 어르신들은 허리에 통증이 있어도 대수롭지 않게 그저 나이든 탓이려니 생각하고 넘기신다. 자식들에게 부담을 주기 싫어서 만성화된 통증을 애써 참는 분들도 많다. 척추질환이라고 하면 무조건 수술을 떠올리며 걱정하거나, 뼈도 약한데다가 여기저기

고장 난 몸이 좋아져야 얼마나 좋아지겠느냐고 체념하기도 한다. 이렇게 병을 키우다가 필자를 찾아오는 어른들을 뵈면 안타깝기 그지없다. 흔히 노인 척추질환자는 치료해봤자 본전치기이고 악화될 뿐이라는 고정관념이 있는데 이는 반드시 깨뜨려야 한다.

실제로 의사로서 가장 감동적인 순간은 노인 척추질환자를 비수술 치료로 낫게 했을 때이다. 시술을 받은 노인 환자 대부분은 우울증에 빠질 만큼 심각했던 통증이 시술 후 크게 줄거나 없어졌다고 말하면서 "날아갈 것 같다."고 한다. 오랜 통증으로 일그러진 얼굴에 걱정을 가득 담은 채 멀리 경북 봉화에서 필자를 찾아왔던 70대 후반의 김 씨 할머니가 시술을 받고 거듭 고맙다 말하며 환한 표정으로 병원 문을 나서던 모습은 지금도 눈앞에 선하다. 할머니는 본래의 낙천적인 성격을 되찾은 모습이었다.

거제도에서 오셨던 이 씨 할머니는 성공적인 시술 후 본인과 비슷한 질환을 앓고 있는 섬의 이웃주민들을 모두 이끌고 오셔서 병원 식구들 사이에서 두고두고 화제가 되기도 했다. 칠순, 팔순의 나이에도 적극적으로 시술을 받으시는 그분들에게 삶을 사랑하는 사람의 열정을 배울 수 있었다. 그저 의사로서 할 일을 했을 뿐인데 철마다 잊지 않고 과일이며 나물, 해산물을 보내주시는 어르신들을 생각하면 고마운 마음이 보람보다 앞선다.

척추도 나이가 들면 노화와 퇴행이 진행된다. 게다가 다른 부위에 비하여 노화가 빠른 편이다. 특히 50대 이상이라면 허리디스크보다는 척추관협착증을 먼저 의심해야 한다. 척추관협착증은 나이가 들면서 척추 주변의 뼈, 관절, 디스크, 인대 등이 변형되고 딱딱하게 굳어 신경이 지나가는 척추관을 막아 신경을 압박하는 질환이다. 허리디스크와 척추관협착증은 다리로 내려가는 요추 신경이 눌려 다리가 저리고 보행에 지장을 초래한다는 점에선 비슷하나 허리디스크는 30~50세에 주로 발병하는데 비해 척추관협착증은 50세 이상에서 주로 나타나는 퇴행성 질환이다.

Q 척추질환은 10대, 20대에겐 없다?
A 최근 척추질환은 디스크나 척추 신경, 뼈의 퇴행성 변화라기보다 잘못된 자세 및 운동부족으로 척추를 감싸는 배와 등의 허리근력이 약해져서 일어나는 경우가 많아졌다. 때문에 요즘은 젊은이들도 척추질환을 많이 호소한다. 특히 한창 나이인 10대, 20대들이 척추디스크로 병원을 찾아오는 일이 부쩍 늘었다.

학생들은 뜨거운 입시 열기와 입시 스트레스로 인해 지나치게 오랜 시간 동안 학교와 학원에서 의자에 앉아 있다. 문제는 이렇게 앉아 있는 시간이 많은 청소년 대부분이 바른 자세를 유지하지 못한다는 사실이다.

청소년들은 항상 잠이 부족해 책상 위에 엎드려 자고 목을 쭉 내민 구부정한 자세로 공부를 하는 등 몸에 무리가 가는 자세를 장시간 유지하고 있다. 틈이 나도 움직이기는커녕 컴퓨터와 스마트폰 같은 기기에 푹 빠져 꼼짝없이 앉아 있다. 이런 기기를 지나치게 사용하면서 잘못된 자세로 오래 앉아 있으면 목·허리·어깨 등에 통증이 생길 수 있으며 허리디스크(추간판탈출증), 목디스크(거북목), 척추측만증 등의 척추질환을 피할 수 없다.

목디스크의 전조증상인 일자목(거북목) 증후군은 특히 청소년의 척추 건강을 위협하고 있다. 온종일 책상에 앉아 있거나 책을 읽으면서 머리를 한쪽으로 장시간 기울이는 자세를 취하면 특정 근육이 긴장해서 딱딱하게 뭉치게 된다. 잘못된 자세가 지속되면 목뼈의 C자형 커브가 무너져 일자로 펴지는 일명 '일자목 증후군'이 생긴다. 이 증후군은 목디스크로 악화될 위험성이 매우 높다. 일자목 자세는 목과 어깨 근육이 유연성을 잃고 경직되게 만들어 근육통을 동반한다. 흔히 '담'이라고 말하는 '근막통증증후군'이다. 근육을 둘러싸고 있는 얇고 투명한 근막이 짧아지고 뭉치면서 통증이 일어나 주위로 퍼지는 것이다. 구부정하게 어깨를 숙이고 목을 길게 빼는 자세가 습관으로 굳어지면 근육이 경직되면서 혈관을 압박하는 한편, 목근육과 머리에 산소와 영양 공급이 원활하게 이루어지지 못해서 두통이 생기도 한다.

특히 성장기 청소년들은 성인보다 척추 자체가 부드럽기 때문에 쉽게 휘어질 뿐 아니라 한번 휘면 성장 속도에 따라 빠르게 악화될 수 있기에 특별히 조심해야 한다. 청소년기 척추의 특성 때문에 잘 발생하는 척추질환이 바로 '척추측만증'이다. 이 질환은 척추가 왼쪽 또는 오른쪽으로 휘어지면서 한쪽 어깨가 처지거나 등이 뒤틀리는 등 척추체 변형이 일어나는 것이다. 초기에는 별다른 증상이나 통증이 없지만 한번 발병하면 진행 속도가 빠른데다가 뼈 성장이 완료될 때까지 계속해서 변형되면서 신경을 누르는 등 심각한 합병증을 불러일으킬 수 있다.

건강보험심사평가원이 2007년 1월부터 12월까지 심사한 결과를 살펴보면, 2007년 척추측만증 환자는 전년 같은 기간에 비해 6.2퍼센트 증가했으며, 그 가운데 20세 미만의 소아 및 청소년 환자는 11.0퍼센트(5704명)가 늘어난 것으로 나타났다. 영동세브란스병원에서 이루어진 22년간의 진료기록분석통계표에서도 다른 연령대 척추 환자 수는 평균 30퍼센트 증가한데 반해 20대 이하는 129명에서 281명으로 110퍼센트나 치솟았다.

먹을거리가 풍요로운 시대를 살아가는 요즘 아이들은 몸은 눈에 띄게 성장했지만 신체적 활동이 절대적으로 부족한 탓에 근력은 상당히 약하다. 이처럼 근력이 부실한 것도 아이들의 척추질환 급증에 한 몫을 하고 있다.

10대, 20대의 어린 나이에 얻은 척추병은 평생 고질병이 될 수도 있다는 점을 간과해서는 안 된다. 젊은 날의 척추 관리는 일생 동안 삶의 질을 좌우한다고 해도 지나치지 않다.

기대 이상으로
안전한
비수술 치료

　　　　　　30대 여성환자가 필자를 찾아왔다. 환자가 말하는 통증은 전형적인 디스크 증상으로 MRI촬영 결과도 이를 뒷받침했다. MRI를 보여주며 설명을 시작하려 할 때 환자는 대뜸 "그럼, 수술해야죠?"라고 물었다. 필자는 마침 환자가 갖고 있던 스마트폰을 가리키며 "그것 사실 때 곧바로 매장 가셔서 사셨어요? 아니면 사전에 이것저것 따져보셨어요?"라고 되물었다. 환자는 "물론 알아봤죠. 브랜드, 디자인, 제게 필요한 기능, 가격, 요금 등을 인터넷에서 검색해 보기도 하고, 주위 친구들에게 물어보기도 하고요."라고 대답했다. 필자는 "마찬가지예요. 환자분의 상태에 가장 적합한 치료법을 생각하셔야죠. 모든 환자가 수술을 하진 않습니다. 수술만이 정답은 아니죠."라고 말했다. 환자는 환한 웃음을 지으며 고개를 끄덕였다.

사람들은 작은 생활용품을 구입할 때도 스마트 컨슈머 곧 '똑똑한 소비자'가 된다. 하물며 하나뿐인 내 몸을 위한 치료를 알아보지도 않고 수술로 직행할 것인가? 그래도 수술이 가장 미덥다는 고정관념에 사로 잡힌 이들에게 알아야 할 몇 가지를 소개할까 한다.

비수술 치료의 놀라운 장점

　무엇보다 수술은 마취를 하는 위험 부담을 감수해야 한다. 국소의 부분 마취가 이루어지는 시술에 비해 수술은 전신 마취의 위험성이 높다. 특히 고혈압, 당뇨병 등을 앓고 있는 환자에게 마취의 위험성은 매우 높은데 고혈압 환자의 경우는 마취 자체가 어렵고 당뇨병 환자는 쇼크의 위험성이 있다. 게다가 당뇨병을 앓고 있는 경우 디스크 수술 후 족부궤양 등을 유발하는 특성이 있어 상처 회복이 힘들고 혈당 조절에 문제가 일어나기도 한다. 또한 수술할 때 약 2cm정도 절개하는데 시술에 비해 절개 면이 상대적으로 넓어 감염의 위험성도 배제할 수 없고 상처도 남는다. 이에 비해 1~1.5mm의 관을 넣는 시술은 시간이 20~30분 내외로 짧고 절개를 최소화하기 때문에 감염의 위험성이 낮고 상처가 작아 눈에 띄지 않는다.

　시술은 일주일이면 정상 생활이 가능하지만 수술은 회복에 한 달 정도 걸린다. 입원도 시술은 길어야 하루이지만, 수술은 짧아도 3~4일에서 보름까지 걸린다. 입원이 길어지면 시간적으로나 경제적으로도 낭비이고 심장, 폐의 기능을 약화시킬 뿐만 아니라 혈액순환 장애를 불러일으킬 수도 있다. 시술은 치료에 대한 환자의 체력적, 경제적 부담을 덜어주고 회복 속도를 앞당긴다.

요즘은 의료과학 기술이 다양하게 발달하면서 비수술 치료의 성공률을 더욱 더 높이기 위한 노력이 다각도로 벌어지고 있다. 그 수준은 기대 이상의 효과로 이어지고 있으며 덕분에 수술까지 가야 하는 상황도 크게 줄고 있다. 자기공명영상(MRI) 촬영으로 정밀검사를 하면 질환의 사소한 문제까지도 찾을 수 있기 때문에 조기에 적절한 조치를 하면 척추질환의 진행을 막고 예방할 수 있다.

고주파, 레이저, 미세현미경, 줄기세포 등 비수술 치료의 테크닉에 사용하는 의료과학 및 기술과 다양한 치료를 조합하여 증상 개선에 큰 효과를 보는 경우도 많이 있다. 예컨대 디스크와 협착증을 같이 가지고 있는 환자에게 이 두 질환의 시술 방법을 결합하여 치료할 수 있다. 디스크의 대표적 비수술 방법인 고주파수핵감압술과 척추관협착증의 대표적 비수술 방법인 경막외내시경레이저시술을 함께 시행하면 효과도 높아진다. 수술만큼의 효과가 있을 뿐더러 안전성이 높고 회복 기간도 짧은 시술 역시 척추라는 중요한 신체 부위를 치료하는 것이다. 따라서 고도의 집중력과 판단력이 요구되므로 임상경험이 풍부한 실력있는 전문의를 찾는 것이 중요하다.

절개 없이 약물로 치료하는 척추질환

　　모든 병에는 치료 원칙이 있다. 초기에 잡아야 한다는 것이다. 모든 문제가 그렇듯이 안일한 생각으로 차일피일 미뤄두면 감당할 수 없는 통증과 합병증, 후유증이 쓰나미처럼 다가온다. 허리 통증을 느꼈을 때 병원을 찾아 정밀검사 등을 거쳐 증상에 맞는 적절한 치료를 선택하면 하나뿐인 내 몸의 기둥, 척추를 지킬 수 있다.

　　앞에서 많은 척추질환자들이 적절한 물리치료를 받거나 약물치료를 하는 간편한 방법으로도 회복된다고 언급한 바 있다. 물리치료는 보조기를 차고 바른 자세를 유지하며 근육의 힘을 기르는 등의 치료법이며 약물치료는 적합한 약물을 복용하는 것이다. 약물치료는 우선 진통제를 사용하여 통증을 경감시키고 근육이완제를 통해 경직된 근육을 풀어주는 방법으로 이루어진다. 안타깝게도 아직까지 퇴화된 디스크를 회복시키는 약물은 개발되지 않았다. 디스크는 혈관이 없어서 약을 먹어도 그 효과가 디스크 속에 도달할 수 없다.

척추질환을 치료하는 약의 종류

진통제는 진통의 정도에 따라 단계별로 사용해야 하고 정기적으로 복용해야 한다. 약이란 체내에 일정 농도로 있어야 효과가 있기 때문이다. 진통제는 비마약성 진통제와 마약성 진통제로 나뉘며 비마약성 진통제로는 비스테로이드성 항염증치료제, 선택적 효소 억제제 등이 있다.

근육이완제는 필요 이상으로 긴장한 근육을 풀어주는 약이다. 근육은 자세가 바르지 않거나 허리를 삐끗하면서 근육이 갑자기 늘어난다거나 격렬한 운동으로 무리를 주거나 하면 긴장하게 된다. 그러면 많은 혈액 공급이 필요하게 되고 근육에 피가 모자란 허혈상태가 되어 통증이 일어난다. 손목을 꽉 잡고 있으면 피가 통하지 않아 창백하게 변하면서 저린 것처럼 근육 경직에 의한 통증도 그와 비슷한 이치로 유발된다. 요통의 조절에 사용되는 근육이완제는 마취에 사용되는 강한 이완제가 아니므로 큰 부작용은 없다.

관절염치료제로 널리 사용되는 글루코사민은 관절의 중요한 영양소로, 관절염이나 디스크의 퇴행성 변화가 동반된 환자는 글루코사민이 부족해져 있다. 디스크의 퇴행이 있었던 환자에게 글루코사민을 2년간 복용시킨 결과 퇴행성 변화가 다소 호전되었다는 보고가 있지만 아직까지 글루코사민이 디스크를 건강한 상태로 회복시켜 준다는 과학적 근거는 없다.

Part 2
명의 신명주의 통쾌한 척추 비수술

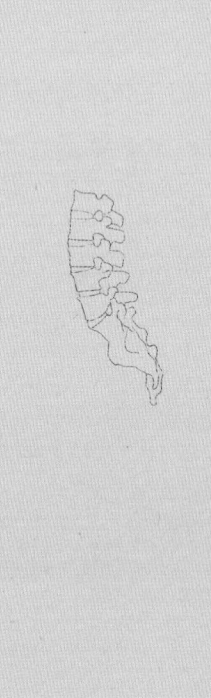

비수술 치료법으로
척추환자 90퍼센트 이상을
고통에서 해방시키다

필자는 내원환자의 90퍼센트 이상을 비수술로 치료한다. 지난 10여 년간 척추경막외신경성형술 9천 례, 경막외내시경신경성형술 8천 례, 고주파수핵감압술 3천 례 등 약 2만 례의 비수술 치료를 시행하면서 환자의 증상을 호전시키는 성과를 얻었다.

당연한 말이겠지만 나를 믿고 찾아온 환자에게 최상의 의료를 제공하려는 노력을 게을리 한다면 의사로서 자격이 없다고 할 것이다. 다시 한 번 강조하건대 수술은 최선이 아닌, 최후의 방법이다. 수술 이외에는 별다른 치료법이 없는 척추측만증 환자나 중증 척추협착증 환자, 디스크 파열이나 심각한 마비 증상이 동반된 환자의 경우라면 수술하는 것이 바람직하다.

필자는 광대한 우주의 신비 못지않게 인체의 신비에 감탄하곤 한다. 인간 유전자 지도가 완성된 세상이라고 하지만 아직 생명의 신비는 베일에 싸인 미지의 영역이 많다. 인체의 놀라운 회복력도 그렇다. 작은 호전으로도 인체는 멋진 치유의 드라마를 만든다. 시술을 통해 병변 부위에 생긴 염증 유발 물질을 제거하고 유착된 신경을 풀어주면 금세 통증이 사라지는 경우가 대부분이다. 많은 환자들이 수술 전후에 찍은 MRI를 보면서 막혔던 신경이 풀린 곳이 실금 같다고 하지만 그것만으로도 혈류가 활발해지면서 빠른 속도로 회복된다.

비수술 치료의 가장 큰 장점은 환자 본인이 갖고 태어난 척추 주변 정상조직에 손상을 주지 않고 정확한 병변만을 치료할 수 있다는 데 있다. 의사로서 고무적인 일은 비수술 치료법의 발전에 힘입어 많은 환자들이 수술의 위험을 감수하지 않아도 된다는 점이다. 당연히 수술을 해야 할 거라고 생각해 잔뜩 겁을 먹고 온 환자에게 비수술이 가능하다고 이야기했을 때 밝아지는 얼굴을 보는 것도 매우 뿌듯하다.

필자는 척추환자의 비수술 치료를 위해 대학병원 수준의 의료 장비와 실력 있는 의료진을 구성하고 비수술 치료의 경우 하루에 입원, 검사, 진단, 시술, 퇴원이 가능한 '원스톱케어시스템(one stop care system)'을 정립했다.

다른 분야의 기술 못지않게 의료 기술도 하루가 다르게 발전해 가고 있다. 물론 새로운 기술이 개발되었다고 해서 곧바로 의료 현장에 도입되지는 않는다. 사람의 건강과 생명에 관련된 문제이므로 매우 신중하게 다양한 연구와 실험을 거듭하며 안전성을 입증하는 과정을 거친다. 그런 과정을 거쳐 의료 현장에 도입되는 앞선 의료 기술의 혜택을 누리는 것은 환자의 권리라고 생각한다. 환자의 권리를 위해 최선을 다하는 것이야말로 의사의 의무이리라.

고혈압이나 당뇨병 같은 만성질환을 앓는 척추환자의 걱정을 해결하다

공무원으로 정년퇴임한 정진석(68세) 씨는 척추관협착증 환자였다. 처음 내원한 환자를 검진해보니 혈압이 200mg/dL 이상이었다. 혈압이 너무 높아 수차례 쟀으나 혈압은 200mg/dL을 내려가지 않았다. 그는 전형적인 고혈압 환자였으며 혈압 조절도 쉽지 않아서 수술의 위험성이 다른 환자들보다 더욱 높았다.

환자에게 상태를 설명하고 비수술 치료법을 소개했다. 그런데 환자는 요지부동으로 수술을 고집했다. 그는 꼬장꼬장한 성격을 타고난 소유자로 오랫동안 공무원 생활을 하면서 한번 아닌 것은 아니라는 신념을 지켜왔다며 황소고집을 부렸다.

"의사양반, 그 시술이란 게 수술만큼 확실한 효과를 낸다는 것을 설명해보시오!"

카랑카랑한 목소리로 묻는 환자에게 아주 어려운 시험을 치르는 심정으로 그의 상태와 '경막외내시경레이저시술'의 진행 방법을 알기 쉽게 재차 설명했다. 그러나 그의 질문은 꼬리에 꼬리를 물었다. 필자는 그간에 성공했던 치료 사례를 예로 들며 확신을 보여주려고 애썼다. 특히 고혈압을 앓고 있는 그의 상태에 시술이 얼마나 효과적인지, 현대 의과학 기술이 얼마나 발전했는지 소개했다. 어느 순간부터 철옹성 같던 환자의 의심이 조금씩 무너진다 싶었고 마침내 환자는 말했다.

"그렇다면 좋소! 의사양반에게 내 몸을 맡겨보겠소. 의사양반의 확신을 내 몸을 통해 입증해보시오."

정진석 환자의 시술은 성공적이었다. 특히 만성적인 통증이 감쪽같이 사라졌다며 환자는 놀라움을 금치 못했다. 취조실의 형사 같은 눈빛으로 필자를 보며 질문을 폭포수처럼 쏟아내던 환자는 의심을 떨친 만큼 신뢰가 높아진 모습이었다. 게다가 환자는 오랜 통증에서 벗어났을 뿐만 아니라 뜻밖의 선물도 받았다. 척추관협착증 시술 후 그렇게 힘들던 혈압 조절이 잘 되기 시작했다는 점이다. 혈압 조절에 어려움을 겪던 많은 고혈압 환자들이 척추관협착증 시술을 받은 후 혈압 조절이 가능해진다. 우리 몸이 얼마나 조화롭게 연결되어 있는지 알 수 있는 부분이다.

시술 한번으로 두 마리 토끼를 잡은 정진석 환자는 당일 퇴원하며 고마움을 표했다. 그는 1년에 한번, 시계처럼 정확히 필자를 찾아와 척추 건강 상태를 살펴본다. 깐깐한 성정 그대로 척추 박사가 다 된 환자와의 대화는 즐겁다. 그는 예전에는 엄두도 내지 못했던 해외여행을 최근 다녀왔다며 자신감 넘치는 웃음을 보였다. 필자는 그를 통해 아무리 고령에 만성질환을 앓고 있더라도 자기를 소중히 여기고 건강을 관리해 나간다면 삶의 질을 높여갈 수 있다는 값진 교훈을 얻었다.

만성질환을 앓고 있는 척추환자의 치료가 힘든 이유

고혈압, 당뇨병 등 만성질환을 앓고 있는 척추환자는 수술이 쉽지 않은데 문제는 이러한 환자가 늘고 있다는 현실이다. 우리나라의 30세 이상 성인 네 명 중 한 명은 고혈압을 앓고 있고 열 명 중 한 명은 당뇨병에 걸려 있다고 한다. 게다가 50대 이후로 고혈압, 당뇨병 등 성인병 환자 수가 가파르게 상승하는 것으로 나타났다.

한국보건사회연구원의 '2010년 한국의료패널 기초 분석 보고서'에 따르면 고혈압 유병률은 30대 1.9퍼센트, 40대 7.8퍼센트에서 50대에 24.8퍼센트로 3배 이상 증가했으며 60대는 45.1퍼센트, 70세 이상은 55.1퍼센트였다. 당뇨병 유병률은 30대는 0.9퍼센트, 40대는 3.1퍼센트에 그쳤지만 50대는 9.6퍼센트로 세 배 이상 크게 상승했으며 60대는 17.2퍼센트, 70대 이상은 19.7퍼센트를 차지했다. 노인 두 명에 한

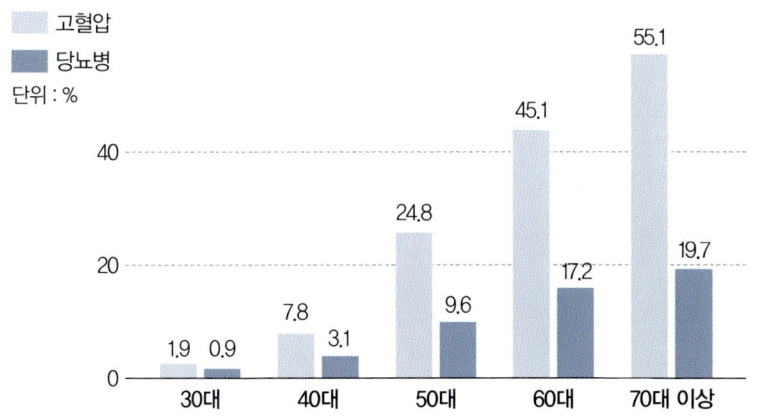

명은 고혈압이며, 다섯 명당 한 명꼴로 당뇨병 환자인 셈이다. 고혈압, 당뇨병을 처음으로 진단 받은 시기도 50대가 가장 많았다.

바야흐로 100세 시대이다. 50대라고 하면 인생의 터닝 포인트이자 새로운 시작을 맞는 나이라고 할 수 있지만 현실은 급증하는 만성질환의 덫에 걸리기 십상이다. 게다가 50대는 척추관협착증과 같은 퇴행성 척추질환이 많이 나타나는 나이이기도 하다.

고혈압, 당뇨병을 비롯하여 심혈관질환, 폐질환 등의 만성질환을 앓고 있는 사람은 수술 부담이 크다. 다양한 만성질환이 제대로 관리되지 않은 상태에서 전신 마취 및 환부를 절개하는 수술을 하면 쇼크, 심장마비, 폐렴과 폐에 물이 차 호흡곤란을 야기하는 폐부종, 감염 등의 위험이 커져 응급 상황이 발생하기도 하고 수술 후 합병증의 위험도 높아진다. 만성질환이 제대로 관리되지 않은 상태에선 아무리 수술을 잘해도 부작용과 합병증 위험이 커진다. 특히 수술을 위해서는 혈압 160/110mmHg 이하, 공복 혈당 200mg/dL 이하로 유지해야 한다.

당뇨병을 앓던 척추환자도 비수술로 치료하다

택시운전기사 황정호(57세) 씨는 운전경력도 당뇨병력도 10년이었다. 직업상 하루 12시간씩 앉아서 생활을 해온 그는 수년 전부터 허리 통증을 겪었으나 직업병이라 그러려니 하고 지나쳤다고 한다. 그런데 다리 저림 증상까지 심해져 3개월을 버티다가 병을 키우지 말라는 부인의 성화에 떠밀려 병원을 찾아왔다.

 그는 극심한 통증도 문제지만 생계를 책임지고 있는 가장으로서 수술이라도 받게 되면 택시운전 일에 차질을 빚게 될까 걱정하는 모습이 역력했다. 아직 아이들 뒷바라지를 더 해야 한다며 걱정하던 표정에서 헌신적인 아버지의 사랑을 느낄 수 있었다. 검사결과 황 씨는 허리디스크, 즉 추간판탈출증이었다.

 황정호 환자는 허리디스크라는 말에 낯빛이 어두워졌다. 그에게 허리디스크 치료는 곧 수술이라는 생각이 뇌리에 강하게 자리 잡고 있었던 데다가 주위에 허리디스크 수술을 한 친구들에게 수술받기를 잘 했다는 말도 들었지만 몇 년 후 통증이 다시 시작되었다는 말도 들었기 때문이라고 했다. 게다가 상처 회복이 어려울 수 있는 당뇨병을 앓고 있으니 수술에 회의적이었다.

같은 가장으로서 황정호 환자가 갖고 있는 마음의 부담감을 공감한 필자는 환자에게 허리디스크 상태를 알려준 뒤 당뇨병, 고혈압, 골다공증 환자도 시술 받을 수 있는 '경막외내시경레이저시술'에 대해 설명해주었다.

그는 수술이 아닌 비수술 치료법이 있다는 말에 무척 안심하는 표정이었다. 당뇨병 환자가 감수해야 하는 수술의 위험성에서 해방된 데다가 직장에 빨리 복귀할 수 있다는 기쁨이 그의 얼굴에 고스란히 비쳤다. 황정호 환자는 내시경을 통해 육안으로 병변을 확인하며 치료하는 경막외내시경레이저시술을 받았고 혈당수치가 안정된 3일째 날에 퇴원했다. 허리는 물론이고 다리 저림 증상도 깨끗이 사라졌다고 신기한 표정을 지으며 거듭 고맙다고 말하는 그의 모습에 필자의 기분마저 홀가분했다.

황정호 환자는 시술 후 바로 업무에 복귀하여 이 시대의 성실한 가장으로서 행복한 하루하루를 보내고 있다. 그는 퇴원 후 허리를 곧게 펴 디스크에 무리가 가지 않는 바른 자세를 유지하며 운전을 하고 있으며 규칙적인 운동으로 체력을 키워가고 있다. 그는 병원에 정기검진을 하러 올 때마다 허리디스크 시술을 받은 뒤 건강에 더욱 관심을 갖게 되었고 꾸준한 관리로 치료 전보다 더 건강해졌다는 인사를 한다.

100세 시대를 맞아 정진석·황정호 환자와 같은 50대는 인생의 허리지점에 온 사람들이다. 사회와 가정의 척추 역할을 해온 그들의 성실한 모습을 보면서 배우는 점이 많다. 그동안 열심히 살아오느라 척추에 빨간 신호등이 켜진 그들이 인생 2막을 건강하게 열어가도록 하는 데 비수술 치료가 도움이 된다는 것은 필자에겐 더없는 보람이다.

진통제로 견딘 지긋지긋한 세월,
통증의 끝에서
기쁨을 외치다

건전한 육체에 건강한 정신이 깃든다. 달리 말해서 병은, 몸은 물론 사람의 영혼까지 황폐하게 만들기 십상이다. 오랜 척추질환으로 만성적인 통증에 시달리고 있는 환자들은 우울증과 무기력증 같은 마음의 병을 얻거나 신경계 이상과 같은 질환으로 병이 퍼져갈 수 있으므로 치료의 때를 놓치지 말아야 한다. 만만치 않은 통증을 고스란히 참고 있는 표정으로 병원을 찾아오는 환자들을 보면 안타깝기 그지없다.

환자가 느끼는 통증의 강도를 0부터 10까지 수치화하여 평가한 통증 점수를 기준으로 살펴봤을 때, 강도 7 이상의 중증 통증을 겪는 척추질환자도 부지기수이다. 이는 출산의 고통과 비슷한 극심한 통증이다. 강렬한 통증에 시달리다가 치료를 받은 환자들은 극과 극의 체험을 했다고 말한다.

회사원 임원명(57세) 씨가 그런 경우였다. 허리도 펴지 못하고 심하게 절뚝거리며 내원한 환자는 한눈에 봐도 상태가 심각해 보였다. 서둘러 검진해 보니 요추(허리)디스크가 터져 있는 상태였다. 환자에게 '고주파수핵감압술'을 권했으나 환자는 막무가내였다.

"시술이건 수술이건 내 몸에 기계가 들어가는 것은 싫소!"

환자에게 재차 설명을 했으나 환자는 황소고집을 부렸고 다리를 절며 집으로 돌아갔다.

그날 밤, 환자는 더욱 거세지는 통증을 참지 못하고 급기야 대학병원 응급실을 찾았다고 한다. 그러나 대학병원 응급실은 말 그대로 생명의 촌각을 다투는 응급환자들을 우선으로 치료하는 곳 아닌가? 피를 철철 흘리는 환자, 의식을 잃은 환자에 비해 통증을 호소하는 환자는 우선순위가 밀릴 수밖에 없다. 전쟁터 같은 응급실에서 진통제를 맞고 하얗게 밤을 지새운 환자는 다음날 아침 병원이 문을 열자마자 찾아와 다급히 말했다.

"정말 죽겠습니다. 이 통증만 없어도 살겠으니 어제 말씀하신 그 시술을 바로 시작해주세요."

환자는 15분간 고주파수핵감압술을 시술 받고 터져 나온 디스크를 제거했다. 생각한 것보다 시술 시간이 짧을 것이라고 미리 설명했음에도 불구하고 반신반의하던 환자는 직접 체험하니 놀라움을 금치 못했다.

"요 며칠 사이 지옥과 천국을 번갈아 다녀온 기분입니다."

통증을 털어 낸 밝은 표정으로 말하던 환자의 인상적인 모습이 아직도 기억난다.

성공적인 비수술로 진통제의 양이 급감하다

한영순(74세) 할머니는 만나자마자 진료 탁자 가득히 자신이 먹고 있는 약을 늘어놓았다. 그 양에 입이 딱 벌어졌다. 자그마치 십여 개가 넘는 다양한 약이 금세 탁자를 채웠다. 약 이름은 다 달랐지만 그것은 모두 진통제였다. 할머니는 69세에 이미 척추관협착증 수술을 했다고 한다. 그런데 수년 뒤 재발해 통증이 여전하니 그 수술이란 것도 다 소용없지 않냐고 했다. 할머니는 말씀하셨다.

"진통제 먹는 거 이게 아주 고역이에요. 선생님이 이거 보시고 좀더 좋은 진통제가 있으면 처방해주시구려. 사는 날까지 그저 이 통증만 줄어든다면 소원이 없겠어요."

당신의 척추병에는 수술 아니면 진통제뿐이라고 생각하셨던 할머니께 '경막외내시경레이저시술'을 설명해드렸다. 시술 후 당일 퇴원이 가능하여 며칠씩 병상에 누워 있지 않아도 된다는 말에 할머니는 무엇보다 반가워하셨다. 마침내 할머니는 시술을 받으셨고 십여 개나 되는 진통제는 세 개로 대폭 줄었다.

할머니는 정기적으로 내원하셔서 물리치료도 받고 있다. 의료정보가 부족해 약에 의존했던 할머니의 변화는 주위 분들에게 소문이 나서 한동안 할머니와 지인들이 함께 내원하시기도 했다. 포기했던 병을 치료하면서 노인 분들이 삶의 활력을 찾아가는 모습이 인상적이었다.

고통으로 가득했던 긴 시간에서 벗어나다

척추치료에 대한 편견 때문에 진통제로 오랜 시간을 견뎌왔던 양광석(49세) 환자도 잊을 수 없다. 그는 무려 5년여 동안 진통제 하나로 허리와 골반, 다리에 이르는 통증을 간신히 참아왔다. 친척 중 한 분이 척추 수술 후에도 통증이 재발하여 고생하는 것을 본 그로선 병원을 찾는 게 엄두가 나지 않았기 때문이라고 했다. 그는 진통제의 효과가 약할 땐 침도 맞고 주사요법도 받았는데 통증은 그때만 잠시 덜할 뿐 시간이 지나면 곧 날을 세운 송곳처럼 허리와 다리를 가격했다고 말했다. 급기야 한쪽 골반부터 다리까지 몹시 아파와 아무 일도 못할 정도인데다가 오래 걷지도 못하고 돌아눕거나 앉았다 일어나는 것도 힘에 부치는 등 일상생활을 하는 데 많은 어려움을 겪게 되자 그는 착잡한 심정으로 병원을 찾아왔던 것이다.

필자는 오랜 통증으로 삶의 의욕을 잃어가고 있는 그의 모습이 안타까웠다. 차라리 걷지 못해도 좋으니 통증만 없애달라며 호소하던 그는 다시금 신호를 보내오는 통증에 얼굴이 일그러졌다.

X-ray와 MRI까지 동원해 정밀 검사를 실시한 결과, 양광석 씨의 병명은 요추 염좌 및 긴장, 그리고 허리디스크로 밝혀졌다. 흔히 허리를 삐었다고 하는 것이 요추 염좌인데 요추(허리뼈) 부위의 뼈와 뼈를 이어주는 섬유조직인 인대가 손상되어 통증이 생기는 상태이다. 요추 염좌는 인대의 손상과 함께 근육의 비정상적 수축이 동시에 일어나 허리 통증을 일으킨다. 우리 몸의 뼈와 관절들이 정상적인 위치에서 어긋나게 되면 혈관, 인대, 신경, 근막, 척추를 둘러싸고 있는 조직들이 붓게 되며 근육과 인대들은 뼈를 제 위치에 돌려놓기 위해 장시간 긴장을 하게 된다.

결국 근육이 뭉치고 혈액순환에 이상이 생겨 통증이 일어난다. 요추 염좌 및 긴장의 주된 증상은 허리 통증이지만 그보다 더 심한 손상을 동반할 수 있기 때문에 주의해야 한다. 예컨대 나이 듦에 따라 퇴행성 변화로 인해 디스크 안에 있는 수핵이 외부 틈으로 나와 신경을 압박하면서 염증을 일으켜 허리디스크가 발병하는데 양광석 씨가 바로 그런 경우였다. 이렇듯 허리디스크를 부르는 요추 염좌 및 긴장은 무거운 물건을 들다가 허리에 갑작스럽게 통증이 발생하기도 하며 바람직하지 못한 자세를 장시간 유지하거나, 외부에서 비교적 가벼운 충격을 받았을 때도 일어난다. 건강을 위해 시작한 운동으로 요추 염좌 및 긴장이 생기는 경우도 비일비재하다. 양광석 씨 역시 헬스기구를 들다가 허리를 삐끗했는데 괜찮아지겠지 하고 넘겨버린 것이 병을 키운 것 같다고 했다. 남성들은 상체의 근육과 복근을 키우기 위해 무거운 무게를 들어야 하는 헬스기구를 자주 이용한다. 이때 스트레칭을 제대로 하지 않은 상태에서 무리하게 운동하면 허리에 무게가 쏠리면서 극심한 허리 통증을 부르는 요추 염좌를 일으킬 수 있다.

수술에 대한 불안과 통증 재발의 두려움을 떨치지 못하는 양광석 씨에게 비수술 치료법인 시술이 있음을 알리고 그에게 적합한 '경피적경막외신경성형술'을 시행했다. 양광석 씨는 10여분의 시술 시간이 끝난 후 하루를 입원하고 다음날 즐거운 모습으로 퇴원했다.

"수술 뒤 바로 통증이 사라진 것을 느꼈습니다. 제가 이렇게 느끼면서도 실감이 나지 않을 정도예요. 이렇게 의료기술이 발전한 줄도 모르고 진통제로 참아온 세월을 되돌리고 싶어요. 10분 시술로 해결될 것을 5년이나 진통제로 고생하다니!"

고통으로 일그러졌던 표정 뒤에 저렇게 밝은 웃음이 있었다는 것을 알게 된 필자도 비온 뒤 갠 하늘처럼 기분이 좋았다. 지나친 건강 염려증도 문제이지만 몸이 아픈데 근거 없는 두려움과 불안으로 병원 찾기를 미루는 태도는 병을 키운다. 두려움이 클 땐 자신의 그림자도 귀신처럼 보인다. 두려움은 무지의 소산이다. 두려움의 실체를 제대로 파악하고 적극적인 해결책을 알아보는 것은 비단 척추질환에 대한 자세만이 아닐 터이다. 그런 점에서 양광석 씨의 '잃어버린 5년'은 척추환자들에게 시사하는 점이 크다고 본다.

척추 수술실패증후군에
시달리던 환자를
비수술로 치료하다

　　　　　　필자를 찾아오는 환자들 가운데는 이른바 '척추 수술실패증후군(FBSS : Failed Back Surgery Syndrome)'인 경우도 적지 않다. 척추 수술실패증후군이란 1회 또는 그 이상 수술을 받은 뒤에도 아픈 증상이 낫지 않고 도리어 악화되거나 수술 전에는 없었던 새로운 증상들까지 생기는 것을 일컫는 말이다. 척추 수술실패증후군의 원인은 다양하다. 먼저 수술 부위가 재발하거나 디스크가 완전히 제거되지 못하고 남아있는 경우이다. 디스크가 절대 재발하지 않게 하려면 이론상 수술 부위의 모든 디스크 조직을 제거하면 된다.

　　하지만 디스크가 없으면 뼈가 맞닿아 쏠리며 심한 요통이 일어나므로 의사는 수술시 가급적 정상적인 디스크 조직은 남기려 노력한다. 남아있는 디스크 조직의 퇴행성 변화가 진행되면서 디스크 조직이 다시 밀려나와 신경을 압박하는 경우 재발하는데 대개 5~10퍼센트의 가능성이 보고되고 있다. 아울러 척추의 퇴행성 변화 및 혈관, 신경근 혹은 경막외 유착이 일어나는 등 척추 수술실패증후군은 복합적으로 작용하는 것이 특징이다. 즉 수술 부위의 섬유화에 의한 유착이 신경을 압박해 통증을 일으키거나 척추 신경근에 혈류 및 영양공급이 차단되어 신경기능 장해 증상이 일어나기도 한다.

척추 수술을 받았는데도 통증이 재발한 환자

직장인 이경호 씨(48세)는 상당히 불편한 걸음걸이로 내원하여 통증을 호소했다. 그는 10년 전 요추 4번과 5번 디스크가 탈출하여 수술을 받았는데 몇 달 전부터 통증이 고개를 들기 시작하더니 날이 갈수록 그 강도가 더해져 수술받기 이전에 느꼈던 통증의 악몽이 되살아나고 있다고 했다. 다리가 저리고 당기는 증상이 심해져 밤에 잠도 제대로 잘 수 없다고 했다. 환자를 검진해본 결과 나사못고정수술을 받았던 4, 5번 요추 주변의 1, 3번 요추가 약해져 디스크가 탈출해 있었다. 또한 수술 부위 신경근과 혈관 여기저기에 유착이 많이 발견되었다. 전형적인 척추 수술실패증후군이었다.

먼저 받은 수술 부위가 약해져 있는데다가 이미 한 차례 수술을 받아 수술에 대한 두려움이 컸던 이 씨는 비수술 치료법인 시술을 할 수 있다는 설명에 안심하는 모습이었다. 필자는 '고주파수핵감압술'로 새롭게 탈출한 환자의 디스크를 제거하고 '경막외내시경레이저시술'로 유착된 부위를 제거했다. 20여 분이 걸린 시술을 받고나서 환자는 그렇게 저리고 당기던 다리가 아주 시원하다는 말을 거듭하며 만족스러워했다.

"참 시원해요. 묵은 체증이 내려가도 이보단 덜할 겁니다!"

환자의 말을 듣는 필자의 마음도 후련했다. 필자는 환자에게 척추질환에 완치란 없다는 점을 강조하며 금연, 금주 및 바른 자세를 유지하는 생활습관을 기르고 무리가 가지 않는 선에서 걷기, 수영 같은 운동을 꾸준히 할 것을 당부했다. 척추는 관리하지 않으면 제 아무리 성공적인 치료를 받았더라도 어느날 모래성처럼 무너질 수 있다는 점도 강조했다.

이경화 씨(52세)는 20여 년 전 첫 출산 이후 다리가 저리는 증상을 느꼈다고 한다. 지나가는 증상이겠거니 했는데 통증은 점점 심해졌고 5년 전에 병원을 찾았다가 뜻밖에 허리디스크 판정을 받았다. 허리보다 다리가 아팠는데 허리디스크라니 처음엔 이해되지 않았다고 한다. 이는 많은 환자들이 의사에게 묻는 질문이기도 하다.

흔히 허리디스크라고 하면 요통 곧 허리 통증을 떠올리지만 엉덩이 또는 다리 통증은 허리디스크의 확실한 신호이다. 튀어나오거나 파열된 디스크가 척수신경을 눌러 다리 쪽으로 내려가는 좌골신경(궁둥뼈신경)을 자극하기 때문이다. 지속되는 통증을 무시하고 방치하면 치료가 점점 어려워질 수 있으므로 적절한 시기에 치료를 받아야 한다.

이 씨는 잠도 제대로 이룰 수 없는 통증에 시달리다가 1년쯤 전에 허리디스크 수술을 받았다고 한다. 수술 후 두 달 정도는 증상이 나타나지 않아 안심했는데 최근 허리 통증이 갑자기 심해졌다고 한다. 가만히 있어도 허리가 뒤틀리는 듯하고 다리가 저리고 당기는 통증 때문에 급기야 제대로 걷지도 못하고 운전대를 잡기도 힘드는 등 일상생활에 지장이 있을 정도로 악화되어 다시 병원을 찾아왔다. 그역시 전형적인 척추 수술실패증후군이었다.

이경화 환자는 이미 한 번 수술했는데도 증상이 나아지지 않은 것에 낙심해 있었다. 환자는 위험부담이 큰 수술을 또 해야 하는지, 수술을 한다면 이번엔 만족할 만한 결과를 얻을 수 있는지 물었다. 첫 번째 수술보다 재수술은 그 특성상 매우 신중히 이루어지지 않으면 위험이 크기 때문에 환자의 절실한 심정이 이해되었다. 수술만이 답이라고 생각하고 있는 환자에게 전신 마취가 필요 없고 국소 마취로 비교적 간편하게 치료하는 시술을 소개했다. 정상 척추조직의 손상이 없어 회복이 빠른 '경막외내시경레이저시술'이었다. 척추 수술실패증후군은 여러 원인이 복합적으로 작용하는 만큼 경막외내시경레이저시술 후 인대재생 치료를 병행하도록 했다. 환자는 흔쾌히 시술을 받기로 했다.

먼저 경막외내시경으로 신경 유착 부위를 확인하여 유착과 염증 유발 물질을 제거해주는 레이저시술을 하고 척추 부위의 손상된 인대와 힘줄에 삼투압이 높은 물질을 직접 주사하여 세포재생을 촉진하는 인대재생치료로 약해진 인대와 힘줄을 튼튼하게 했다. 이경화 환자는 시술 후 하루 동안 휴식을 취하고 퇴원하여 바로 일상생활로 복귀했다. 2주의 안정 기간이 지난 뒤 바른 자세, 걷기 운동 등 적절한 사후 건강관리에 신경 쓸 것을 강조했다. 시술로 염증을 제거한다고 해서 허리가 튼튼해지는 것이 아니기 때문이다. 면역력과 근력을 기르는 규칙적인 운동과 금주, 금연, 바른 자세 등 생활관리가 반드시 이루어져야 허리근육이 강화되고 우리 몸의 면역력이 증가한다.

다시 한 번 강조하건데 척추질환에 완치율은 없다. 재발률만이 있을 뿐이다. 시술 후 통증이 사라졌다고 허리근육을 강화하고 척추를 바로 세우는 습관을 기르지 않는다면 병은 통증과 함께 다시 고개를 든다.

성공적인 시술 후 정기검진을 통해 만난 이경화 환자는 큰 맘 먹고 한 수술 결과가 좋지 않았을 때는 매사 의욕도 없고 부정적이었는데 포기하지 않고 새로운 시술을 받았더니 몸도 좋아졌을 뿐만 아니라 성격도 적극적으로 변했다고 했다. 의욕이 넘치는 이경화 씨의 모습을 보면서 포기하지 않는 자세는 비단 병을 치료하는 데만 국한되지 않는다는 교훈을 얻었다. 필자는 병을 치료하는 의사로서 환자를 만나지만 그들을 통해 값진 삶의 지혜를 배운다. 정녕 환자는 의사의 스승이 아닐 수 없다.

심각한 척추관협착증에도 놀라운 효과를 내는 비수술 치료

　　　　　　긍정적이고 적극적인 자세는 성공하는 사람들의 습관이라고 한다. 필자는 그것이 병을 극복하는 환자의 습관이기도 하다는 점을 강조하고 싶다. 장기간 척추질환의 치료를 미루거나 방치하면 다리 마비 증상과 보행 장애를 동반한 합병증을 유발하여 삶의 질을 현격히 떨어뜨릴 수 있으므로 조기에 병원을 찾는 것이 반드시 필요하다.

　　정영임(52세) 씨는 긍정적이고 적극적인 자세로 병을 극복한 대표적인 환자로 필자의 기억에 남아있다. 환자는 멀리 울산에서 서울로 필자를 찾아왔다. 통증의 원인과 그 치료법을 찾기 위해 정 씨는 인터넷과 책을 통해 나름대로 공부를 열심히 하고 필자를 찾아왔다고 했다. 젊은 날 누구보다 열심히 살아왔다고 자부할 수 있지만 그 대신 건강을 소홀히 한 것 같다며 환하게 웃는 환자의 모습에서 자기연민을 이겨낸 사람의 여유로움을 느낄 수 있었다.

환자가 앓고 있는 척추질환은 진단 결과 척추관협착증으로 밝혀졌다. 시술을 설명하자 환자는 환한 웃음을 지으며 말했다.

"당연히 수술을 할 것이라고 생각했어요. 수술에 대한 두려움이 없었다면 거짓말이겠죠? 하지만 '나는 할 수 있다!'는 생각으로 용기를 내서 서울에 왔는데 생각보다 간단한 시술로도 제 병을 고칠 수 있다니 한결 마음이 놓입니다. 척추질환이라고 하면 무조건 수술을 떠올리고 치료를 차일피일 미루는 분들에게 적극적으로 병원을 찾아가 진료를 받으라고 권하고 싶어요."

정영임 환자는 꼬리뼈 신경성형술이라고도 불리는 '경막외신경성형술'과 '추간판 내 고주파수핵감압술'의 복합적인 비수술 치료를 받았다. 경막외신경성형술은 카테터(catheter)라는 가느다란 특수관을 꼬리뼈로 삽입, 약물을 직접 통증 부위에 주사하는 시술로 경막외강 내 유착이 심한 만성환자의 경우 약물이 통증 부위까지 닿기 힘든 한계를 극복할 수 있다. 아울러 통증의 원인이 되는 부위를 직접 확인하고 치료하기 때문에 근본적인 치료가 가능하며 시술 시간은 길어야 30분이다. 고주파수핵감압술은 염증 주변 조직이 유착되지 않도록 60도 안팎의 고주파 열로 수핵을 수축·응고시키는 치료법이다. 정순임 환자는 시술 후 통증이 약해졌고 한 달이 지났을 때는 통증이 말끔히 사라져 신기하다고 말했다.

척추관협착증 치료는 포기하지 말아야 한다

원정희(65세) 환자는 척추관협착증으로 인한 극심한 통증을 호소한 환자였다. '허리가 무너져 내리는 통증'이라는 환자의 비유에 그간의 고통이 필자에게 고스란히 전달되었다. 게다가 똑바로 일어서지도 못하고 일어날 때나 누울 때도 약 30분씩 걸렸고 화장실을 가는 일마저 천리 길처럼 느껴졌다고 한다.

원정희 환자가 처음 허리 통증을 느낀 때는 10여 년 전이라고 한다. 그때는 통증이 심하지 않아 물리치료와 약물치료를 병행했는데 치료받는 동안은 잠시 괜찮았지만 여러 차례 재발을 반복하면서 10년 세월을 훌쩍 지나왔다고 한다. 진통제로 견디다가 점차 약도 듣질 않아서 도저히 안 되겠다 싶어 병원을 찾은 것이었다.

원정희 환자는 골다공증이 있는데다가 만성질환의 위험요소가 있고 10년간 척추관협착증이 진행되었기 때문에 수술을 하기로 결정했다. 간단한 시술에 비해 '후방요추체간유합술 및 나사못고정술'은 다소 어려운 수술이었다. 후방요추체간유합술이란 골반뼈에서 이식뼈를 떼어내 척추뼈 사이의 디스크를 제거한 공간에 집어넣고 유합하는 방법이고 나사못고정술은 뼈가 주저앉거나 앞으로 미끄러지는 것을 나사못으로 잡아주는 수술법이다.

척추관협착증은 초기에 발견할 경우는 90퍼센트 이상 비수술로 치료할 수 있지만 원정희 환자처럼 오랫동안 병을 키우면 수술이 불가피하다. 그래도 나이탓을 하며 포기하지 말고 병원을 찾는 것이 최선의 방법이다. 원정희 환자는 수술 후 3일 만에 퇴원하여 통증 없는 인생 2막을 즐기고 있다.

허리 통증으로 내원한 회사원 김상보(40세) 환자는 척추관협착증을 진단받고 '미세현미경디스크제거술'과 '고주파수핵감압술'의 복합 시술을 받았다. '미세현미경디스크제거술'은 약 1.5~2cm 정도의 크기로 피부절개를 한 뒤 특수현미경을 사용해 수술 부위를 크게 확대하여 보면서 이루어진다. 김상보 환자는 수년 전부터 허리 통증을 느껴왔는데 최근 들어 다리까지 심하게 저려서 병원을 찾아왔다고 한다. 회사 업무에 쫓겨 치료를 차일피일 미루다가 격한 통증을 느끼자 내심 병을 키운 것은 아닌지 걱정했는데 시술실을 나오자마자 곧바로 다리 저림 증상이 씻은 듯이 사라져서 놀라워했다. 그는 시술한 다음날 걱정을 없앤 마음만큼이나 가벼운 발걸음으로 퇴원했다.

'닭을 잡는데 도끼를 쓴다.'는 속담이 있다. 닭을 잡는데는 작은 칼로도 충분함에도 불구하고 굳이 위험한 도끼를 쓴다는 뜻이다. 이것은 위험을 높이고 힘을 낭비하는 것에 불과하다. 필자는 척추질환을 치료하는 데도 이 속담의 교훈이 적용된다고 생각한다. 전신 마취를 하고 칼을 대는 수술이 필요한 척추질환은 10퍼센트 미만이다. 그런데도 환자들은 무조건 수술을 해야 한다고 생각하고 막연한 두려움과 불안감만 키워간다. 결국 병마저 키우다가 극심한 통증을 이기지 못해 병원을 찾아온 환자들을 만날 때마다 안타깝기 그지없다.

척추질환의 만성적인 고통을 참아온 어머니들에게 자유를 선물하다

많은 여성들이 중증 통증에 속하는 출산의 고통을 경험한 탓일까? 출산의 고통에 맞먹는 척추질환 통증을 오랫동안 견디다가 병원을 찾아오는 어머니 환자들을 보면 마음이 짠하다.

십여 년 동안이나 허리디스크를 앓아온 김현순(55세) 씨는 만성적인 통증을 참으며 지냈다고 한다. 그러나 3년 전부터는 극도로 심한 통증을 느꼈고 허리 통증이 3주간이나 지속되자 걱정도 점점 커져서 억지춘향격으로 병원을 찾아왔다. 김 씨는 젊은 시절 어머니가 허리디스크 수술을 받으신 후 수개월 동안 침대에 누워 계시면서 환자용 변기를 사용하셨던 일까지 떠올라 병원에 찾아오기가 겁났다고 했다. 더구나 수술 후에도 어머니는 회복하지 못하고 불구의 삶을 살다가 돌아가셨다니 환자의 두려움이 이해되었다.

환자는 허리 통증은 물론이고 걸을 때 발가락 감각도 무뎌졌다고 호소했다. MRI 촬영을 해보니 5번 요추와 천추(엉치척추뼈 : 척추뼈 가운데 허리뼈 아래쪽에 있는 다섯 개의 뼈) 사이의 디스크가 탈출되어 있었다. 김현순 환자는 비수술 치료인 '경피적 경막외신경성형술'과 '미세현미경술'을 받고 입원 3일째 되는 날 퇴원했다. 통증이 사라진 것 못지않게 병에 대한 공포를 씻을 수 있게 되어 행복하다고 말하는 환자 덕분에 보람과 기쁨을 느낄 수 있었고 동시에 의사로서 맡은 바 사명을 다해야겠다고 다짐할 수 있었다.

폐경기에 발병하는 척추질환 물리치기

디스크로 인해 발생하는 허리 및 하지 통증은 남성과 여성에게서 비슷하게 나타나지만 여성은 임신과 출산 과정을 겪기 때문에 몸이 불균형해지기 쉬워 남성보다 디스크 발병률이 높은 경향을 보인다. 국민건강보험공단이 발표한 디스크 진료 기록에 따르면 2010년 목·허리디스크로 진료받은 환자는 219만9천 명이었으며 전체 진료 환자 중 45퍼센트가 40~50대였고 그중 여성 비율이 58퍼센트로 남성보다 높았다.

여성은 폐경기에 접어드는 40~50대에 호르몬이 불균형해지면서 뼈에 영양분이 제대로 공급되지 못해 골밀도가 감소하는 등 척추의 퇴행이 가속화된다. 점점 낮아진 골밀도는 골다공증으로 이어진다. 골다공증은 골수 안의 칼슘 성분이 빠져나가서 뼈에 구멍이 생기는 병으로 손목 등에 골절이 잘 일어나는 것이 특징이다. 특히 척추는 쉽게 영향을 받아 뼈가 스펀지처럼 약해져 사소한 충격에도 골절이 일어나 심한 통증을 유발한다. 재채기 같은 작은 충격만으로도 척추미세골절이 일어난다. 척추미세골절은 외부의 충격으로 척추가 내려앉는 척추압박골절의 한 종류로서 X선 촬영에서도 감지되지 않을 정도로 미세한 양상을 보인다. 그러므로 골다공증 환자가 통증이 없는 가벼운 척추골절이라고 내버려두면 골절된 부위의 척추가 점점 내려앉으면서 척추가 앞으로 굽어 키가 줄어드는 척추후만증으로 악화될 수 있다. 골다공증 환자는 등에서 허리까지 통증이나 피로감이 쉽게 오는데 이는 약해진 척추뼈를 유지하기 위해 과도한 근력이 사용되기 때문이다.

골다공증은 뼈는 물론이고 근육과 힘줄 등 주변 조직도 마치 도미노처럼 함께 노화를 촉진하고 약화시킨다. 특히 50대 이후의 여성은 뼈가 찌그러지거나 뼈 끝이 가시처럼 자라는 퇴행성 척추 변화와 추간판의 수분이 감소해서 탄력성이 낮아지는 퇴행성디스크, 척추관협착증 등에 걸릴 확률이 높아진다.

가뜩이나 퇴행성 척추질환이 가속화되는 나이에도 불구하고 우리 어머니들은 자신의 건강은 뒷전에 미뤄둔 채 손자손녀를 업어주거나 걸레질, 청소 같은 집안일을 손에서 놓지 않는다. 이러한 일상적인 가

사노동, 특히 쪼그리고 앉아서 하는 일은 척추와 관절의 노화를 더욱 부추긴다. 흔히 인내는 미덕이라고 한다. 그러나 병은 참아봤자 더 큰 병이 될 뿐이다. 여성, 특히 폐경기의 여성은 가족에 대한 사랑과 관심 못지않게 자신의 건강을 돌보길 바란다.

척추관협착증으로 내원한 임윤미(53세) 환자 또한 주사로 약물을 주입하는 '신경성형술'과 추간판 내 '고주파수핵성형술'을 20분간 받고 시술 당일에 퇴원했다. 환자는 "오른쪽 허리의 통증이 심했어요. 통증이 시작되면 허리도 허리지만 한쪽 어깨가 기울어지고 오른쪽 다리가 심하게 아팠죠. 아침에 자고 일어나서 첫발을 내딛으면 발등 가운데가 많이 아파서 저도 모르게 비명이 터져 나왔어요. 통증이 심해서 결과가 나쁘면 어쩌나 걱정했는데 시술받아 보니 괜한 걱정을 했구나 싶네요. 생각했던 것보다 훨씬 좋아요. 의료 기술도, 선생님의 솜씨도 모두 놀랍네요."라며 만족스러워했다.

잘못된 운동으로 인한
급성 디스크를
비수술 치료법으로 고치다

한때 "나이는 숫자에 불과하다"는 광고문구가 많은 사람들의 공감을 불러일으켰다. 필자는 척추질환에도 그 문구가 딱 맞는다고 생각한다. 흔히 나이든 사람들이 걸린다고 생각하는 척추질환도 나이를 가리지 않는다. 엔지니어로 일하다가 정년퇴임을 한 김현태(65세) 씨와 이제 막 사회에 첫발을 디딘 회사원 정기용(27세) 씨는 아버지와 아들뻘의 세대차가 나지만 같은 급성 디스크 증상으로 필자를 찾아왔다.

김현태 씨는 지인들과 골프를 즐기다가 급작스런 허리 통증으로 친구 등에 업혀 병원에 왔다. 정기용 씨는 직장동료들과 놀러간 스키장에서 스노보드를 타다가 뒤에 오는 사람과 충돌해 크게 넘어졌는데 통증이 심해 병원을 찾았다가 급성 허리디스크 판정을 받았다. 급성 허리디스크는 갑작스런 충격이나 무리한 운동으로 척추가 타격을 받아 디스크가 갑자기 뒤로 밀리며 빠져나와 허리 통증을 유발하는 질환으로 엉덩이가 저리고 당기는 느낌이 든다.

운동으로 악화될 수 있는 척추질환

이처럼 척추질환은 나이를 가리지 않는다. 특히 건강하기 위해 시작한 운동을 제대로 하지 않으면 병을 얻기 십상이다. 많은 운동이 그렇지만 특히 골프는 스트레칭이나 다른 준비운동을 겸하지 않은 채 도전하면 몸에 100퍼센트 무리가 온다.

한쪽으로만 강하게 몸을 비트는 동작을 하는 골프는 척추 균형을 깨뜨리기 쉬운데 특히 스윙 시 체중의 8배가 넘는 힘이 허리를 가격한다. 때문에 만성요통이나 허리디스크가 있는 사람은 증세를 악화시키는 골프를 자제하는 것이 좋다. 그래도 꼭 골프를 하고 싶다면 스윙 요령을 정확히 익히고 스트레칭을 충분히 한 뒤 하도록 하자. 그러나 도를 넘는 스윙은 금물이다. 적당히 구부리고 젖히고 비트는 골프 동작은 허리 근육 강화에 도움을 주지만 자신의 몸 상태를 고려하지 않고 과도하게 스윙하면 척추에 무리를 주고 급성 디스크를 일으키기 쉽다. 골프를 장기적으로 건강하게 즐기고 싶다면 전문의의 도움을 받아 자신의 척추 건강 상태를 먼저 진단하고 그에 따라 운동의 강도와

횟수 등을 정해야 운동의 즐거움은 물론 건강을 잃지 않을 수 있다.

　스키장은 척추의 위험이 가중되기 쉬운 장소이다. 척추 보호 기능이 떨어진 상태에서 스키나 스노보드를 타다가 넘어지거나 충돌을 하게 되면 척추에 큰 부상을 입을 수 있다. 수상스키, 래프팅 등 여름 레저스포츠 또한 평소 활동량이 적거나 운동이 부족한 사람이 무턱대고 즐기면 디스크 등 척추 손상을 일으킬 수 있으므로 주의해야 한다. 여름 휴가철 인기 있는 워터파크에서도 주의가 필요하다. 다양한 물놀이 기구와 한꺼번에 수천 리터씩 떨어지는 물 폭포 등에 순간적으로 충격을 받아 무리가 올 수 있기 때문에 평소 목, 허리 통증이 있는 사람이거나 디스크 환자는 조심해야 한다.

　척추질환은 언제 어디서나 발생할 수 있지만 특히 여름 장마철과 겨울에 잘 일어나므로 이 계절에 운동은 특히 주의해야 한다. 장마철에는 평소 허리 질환을 앓고 있는 사람들의 통증이 더 심화된다. 비가 오면 기압이 낮아지고 주변 근육이 이완되어 관절에 물이 차고 혈액순환이 잘 안 되어 신경 주변에 염증 반응이 일어난다. 한편, 기온이 낮아지는 겨울철에는 혈관이 수축하면서 척추나 관절 주변의 근육이 굳어서 척추를 보호하는 기능이 현격히 떨어진다.

　급성 허리디스크로 입원했던 60대 김현태 씨와 20대 정기용 씨는 비수술 치료의 하나인 '경막외내시경레이저시술'을 받고 바로 일상생활로 돌아갔다. 국소 마취를 한 뒤 통증은 물론, 흉터도 남지 않았기 때문에 환자 두 명 모두 만족하며 병원 문을 나섰다. 필자는 척추 건강에 빨간 신호등을 켜기 쉬운 짜릿한 운동을 즐기는 두 쾌남들에게 시술이 아무리 만족스러워도 몸의 기둥을 아끼면서 운동을 즐기라고 당부했다.

직장인을 위협하는
목디스크, 거북목, 새우등 자세를
비수술로 치료하다

　　　　　　　　최근 손발이 저려 병원을 찾는 환자들이 많다. 특히 30~40대 사람들이다. 대부분 일반적인 손발 저림 증상으로 알고 있는 경우가 많은데 상당수는 목디스크로 인해 일어나는 것이다. 목디스크는 전문 의학용어로 '경추수핵탈출증'이다. 목은 일곱 개의 뼈와 뼈 사이에서 쿠션처럼 완충 역할을 하는 디스크로 이루어져 있다. 디스크가 계속적으로 압력을 받아서 빠져나오거나 주위 목뼈가 비정상적으로 자라나서 목이나 어깨로 지나가는 신경을 누르거나 자극하면 목이나 어깨 부위는 물론 손발 저림, 팔다리 마비 등의 통증이 생기는데 이를 '목디스크'라고 한다.

　　목의 C자 곡선이 유지되지 않으면 머리의 무게를 특정 척추 마디나 근육이 특히 많이 받게 된다. 컴퓨터와 스마트 기기 등을 장시간 사용하는 젊은층에게서 목을 앞으로 쭉 빼는 자세인 '거북목'이나 목과 허리를 깊게 수그린 '새우등' 자세를 쉽게 볼 수 있다. 이 자세가 굳어지면 목이나 허리의 통증을 호소하는 목디스크 질환에 걸리기 쉽다. 목디스크는 제때 치료를 받지 못하면 심각한 기능성 장애와 마비로 발전할 수 있기 때문에 무엇보다 조기 치료가 중요한 척추질환이다.

건강보험심사평가원에 따르면, 목 통증이나 목디스크 같은 경추질환으로 진료를 받은 환자는 2012년 280여만 명으로 2008년에 비해 30퍼센트 이상 늘었다고 한다. 하지만 거북목, 새우등 자세는 목과 허리의 문제뿐 아니라 뇌경색, 치매, 호흡기 질환의 발병 위험까지 높인다.

목디스크가 통증과 감각 이상이 바로 나타나는 것과 달리 경추관협착증은 서서히 진행되는 특징이 있다. 경추관협착증은 척추관협착증의 하나이다. 척추 안의 신경 통로인 척추관이 좁아져 신경을 압박해 통증을 일으키는 질환이 척추관협착증인데 발생 부위에 따라 목 부분에 생기는 경추관협착증과 허리 부분에 생기는 요추관협착증으로 나뉜다. 경추관협착증보다 요추관협착증이 빈번하게 발생하기 때문에 통틀어 척추관협착증이라고 하기도 한다. 목디스크에 비해 경추관협착증은 노화가 주요 요인으로 장년 이후에 많이 발병하나 최근 젊은층에서도 증가하는 양상을 보이고 있다.

다른 척추질환도 그렇지만 특히 목디스크와 경추관협착증은 초기 치료가 중요하다. 경추는 요추에 비해 크기도 작고 주변 조직이 더욱

복잡하게 얽혀 있기 때문에 수술의 위험성이 더욱 높아진다. 경추 주변에는 생명과 직결되는 경동맥을 비롯하여 중추신경인 척수가 지나가므로 하반신 마비 등 치명적인 결과로 이어질 수 있다. 또한 얼굴 부위의 감각신경과도 연결되어 있어 수술 후유증으로 감각신경 이상을 초래할 경우 삶의 질이 현격히 떨어진다.

사무직 직장인을 위협하는 목디스크

30대 직장인 이중석 씨는 손발 저림은 물론 극심한 어깨 통증으로 급기야 근무하는 데 지장이 생겨 내원하여 목디스크 진단을 받고 '고주파수핵감압술'로 비수술 치료를 받았다. 목디스크 역시 다른 척추질환과 마찬가지로 초기에 진료를 받으면 약물, 물리치료, 주사치료 등 간단한 시술로 대부분 상태가 호전된다. 안타깝게도 이중석 씨는 병을 키운 뒤 병원을 찾아왔다. 이미 목디스크가 진행되었다는 말에 낙담하던 그는 수술이 아닌 비수술로 치료를 할 수 있다는 말에 그나마 안심하는 표정이었다. 그는 고주파 열을 디스크 내 병변 부위에 직접 쏴서 디스크의 크기를 줄여주는 고주파수핵감압술을 국소 마취로 20분간 시술받고 당일 퇴원했다. 정기검진에서 만난 이중석 씨는 시술 다음날 언제 아팠느냐는 모습으로 출근하자 동료들과 상사들이 깜짝 놀랐다는 이야기를 들려주었다.

40대 회계사 황정현 씨는 수개월 전부터 양팔이 저리고 감각이 둔해지는 증상을 느끼다가 최근 들어 팔에 힘이 빠지고 발까지 저려서 내원했다. 진단 결과는 경추관협착증이었다. 경추관협착증은 초기 증상이 목디스크와 비슷해 많은 환자들이 병원에서 경추관협착증 진단을 받으면 의아해 한다. X-ray 및 MRI 촬영화면을 함께 보면서 황정현 환자의 경추에 일어난 퇴행성 변화를 설명하고 눌린 신경 부위에 진행할 시술법으로 '경막외 신경성형술'을 소개했다. 이후 20여분 동안 미세한 관을 시술 부위에 접근시켜 병변을 치료하였다.

　황정현 환자는 깐깐한 회계사다운 소감을 남기고 퇴원했다.

　"시술받기 전에 인터넷으로 검색을 해보았습니다. 의사 선생님께서 말씀하신 시술법은 기존 수술에 비해 흉터만 작은 것이 아니라 피부, 근육, 인대, 뼈 등 주변 정상조직에 손상을 최소화하면서도 병을 치료하는 방법이라는 것을 더 자세히 알게 되었습니다. 시술 받고 보니 통증도 사라지고 빨리 업무에 복귀할 수 있게 되어 기쁩니다."

고령 척추환자도
걱정 없이 받을 수 있는
안전한 비수술 치료

"단 하루를 살아도 안 아프게 살고 싶네요."

척추관협착증으로 고생하시던 장도현(77세) 할아버지는 필자를 보자마자 간절한 마음을 표현하셨다. 오랜 세월 동안 통증으로 괴로워하던 할아버지는 자녀들에게 수술을 하고 싶다고 말씀하셨다고 한다. 그러나 자녀들은 고령에 괜히 수술해서 합병증이나 후유증이라도 생기면 어떻게 하느냐고 반대했다고 한다. "나이 들면 다 아프잖아요? 그 연세에 수술하셔서 더 힘들어지면 어떡해요?"라고 만류하는 자녀들의 마음을 모르는 것은 아니나 하루를 살아도 통증 없이 살고 싶은 할아버지는 급기야 홀로 병원을 찾아 온 것이었다.

사실 고령자 수술은 의료진에게는 부담스럽고 환자에겐 위험하다. 척추질환에 만성질환까지 겹친 고령 환자는 수술 후 합병증이나 응급 상황이 발생할 가능성이 매우 높다. 수술 결과가 좋지 않아 재수술을 할 수도 있으며 사망의 위험도 배제할 수 없다. 고령 환자는 환부를 절개하는 수술을 하면 출혈을 피할 수 없고 그에 따른 감염, 합병증의 위험요소가 커지고 재활 기간도 길기 때문이다. 노인들 대부분은 당뇨병, 고혈압, 심장병, 폐질환 같은 만성질환이 있어 수술의 위험은 더욱 증가한다.

할아버지에게 꼬리뼈를 통한 내시경 '신경성형술'을 소개하고 기존의 수술에 비해 수술 시간도 짧고 전신 마취가 아닌 국소 마취로 진행되며 출혈도 거의 없다는 점을 말씀드렸다. 20여분 동안 시술을 받고 오랫동안 고통받았던 척추관협착증에서 벗어난 할아버지는 이틀 후 퇴원하셨다. 얼마 전 7년이 지났음에도 할아버지는 딸과 함께 정기검진차 병원을 찾아오셨다. 그동안 할아버지는 꾸준한 운동으로 건강을 관리해 통증없이 살고 있다며 고마움을 표하셨다. 할아버지는 생에 대한 열정이 가득해보였다. 신기하게도 같이 오신 할아버지의 따님은 단순한 보호자로 병원을 찾은 것이 아니었다. 60세를 바라보는 따님도 허리 통증이 있어 아버지와 함께 병원을 찾은 것이었다. 수술에 대한 두려움이 커서 아버지의 수술을 반대했던 그 따님이 이번엔 아버지의 인도로 병원을 찾은 것이었다. 부전여전일까? 따님은 아버지와 똑같은 시술을 받고 다음 날 퇴원했다.

시술 후 누구보다 활기찬 삶을 살아가는 노년층 환자들을 보면 한 번뿐인 인생이 얼마나 소중한 선물인가 새삼 느끼게 된다. 정정희

(68세) 할머니는 내원 당시 왼쪽 다리에 극심한 통증과 마비로 인해 단 1분도 서 있을 수 없을 정도라고 호소했다. 그동안 진통제를 먹으며 통증을 견뎌왔다는 할머니 역시 수술에 대한 막연한 두려움이 있었다. 검진을 해보니 할머니는 요추 3, 4번 사이의 디스크가 밖으로 나와 있어서 '고주파수핵감압술'을 하기로 결정했다. 시술 후 퇴원하며 할머니는 말했다.

"시술이 간단하게 끝나버려서 내심 '내 고질병이 이렇게 치료해서 나아지겠나?'라고 생각했어요. 그런데 1주일만에 통증이 감쪽같이 사라져 버린 거예요. 아플 때는 바깥 출입도 제대로 못했는데 이젠 동네 문화센터에 가서 친구들도 사귀고 봉사활동도 하면서 즐겁게 살아가고 있어요! 남은 인생이 얼마인지 모르지만 건강을 되찾았으니 사람들을 도우면서 좀더 좋은 세상이 되는 데 보탬이 되다가 삶을 마무리하고 싶어요."

고령 환자가 화장실에 혼자 갔을 때 가장 기쁘다

척추를 다루는 신경외과 의사로서 가장 기쁜 순간은 화장실에 간 환자를 발견할 때이다. 통증으로 잘 걷지 못하고 변기에 앉기도 힘들 지경이었던 환자들이 시술을 받고 나서 혼자서 화장실에 다녀왔다는 얘기를 들으면 그들 못지않게 마음이 홀가분하고 안심이 된다. 특히 근력이 약한 노인 환자들은 척추질환이 겹치면 화장실 출입을 자유롭게 못해 고통을 호소한다. 박홍식(97세) 할아버지가 그런 경우였다. 할아버지는 지금껏 필자가 시술한 환자 중 최고령이었다. 이미 청력과 시력이 거의 바닥상태였던 할아버지는 간절한 눈빛으로 병실이 떠나가라 큰 소리로 말씀하셨다.

"진심으로 이렇게 살고 싶지 않소! 화장실 가는 게 저승길보다 고통스러운데 이렇게 더 살면 뭐 하겠느냔 말이오? 하루를 살아도 좋으니 내 허리병을 꼭 고쳐주시오."

할아버지의 말씀에 함께 온 자녀들도 차마 시술을 만류하지 못하는 안색이었다.

필자는 오랜 세월 동안 할아버지의 자존심을 무너뜨렸던 척추관협착증을 '경막외내시경레이저시술'로 치료했다. 시술은 10여분 만에 끝났지만 고령의 할아버지가 잘 회복하실지 걱정이었는데 걱정이 무색하게 빠른 속도로 회복하셨다. 시술 후 회진을 도니 할아버지가 침상에 계시지 않았다. 할아버지는 그토록 소원하시던 당신 스스로 화장실 가기를 마침내 하게 되신 것이다. 할아버지는 연신 고맙다는 인사를 하며 입원 3일째 되는 날 퇴원하셨다. 노년의 환자들은 필자에게 지혜롭게 극복한 시련이 인생의 거름이 되듯이, 용감하게 이겨낸 병이 삶의 소중함을 일깨운다는 것을 가르쳐준다.

바야흐로 고령화 시대이다. 통계청에 따르면 2010년 우리나라 평균 수명은 남자가 77.2세, 여자는 84.1세이다. 전문가들은 2070년이면 평균 수명이 120세가 된다고 전망하고 있다. 60세 노년은 옛말이 되었다. 과거 노인 세대는 상당수가 세상과 단절한 채 노년을 보냈지만 요즘은 70~80세라도 삶에 대한 넘치는 에너지와 열정으로 적극적으로 살아가는 분들도 많다.

세계미래학회 회장 파비엔 구 보디망은 "미래에는 젊은이들에게 지혜를 나눠주고 사회 진보에 기여하는 노인들이 대거 등장할 것이며 특히 인터넷을 경험한 세대들은 나이 들어도 끊임없이 세상과 소통할 것이다"라고 예견했다.

세상은 이처럼 변해가고 있는데 노인에 대한 우리의 인식은 예전에 머물러 있는 것 같다. 사람들이 나이 들었다고 해서 위축되지 않고 적극적이고 열심히 살아가는 삶의 자세를 길러갔으면 한다. 지금까지는 필자가 시술한 최고령 환자는 97세였지만 머지않은 미래에 100세 넘는 환자를 시술할 수 있으리라 기대해본다.

척추 건강에
방심한 젊은 환자를
비수술 치료로 고치다

흔히 10~20대, 청춘이라고 하면 척추질환 걱정은 없을 거라고 생각하기 쉽다. 물론 청춘은 돌도 소화시킬 만한 인생의 전성기이다. 그래서 젊어 고생은 사서도 한다고 했는지도 모른다. 하지만 제 아무리 청춘이라고 해도 방심해서 몸에 무리를 주면 안 된다. 실제로 척추 노화는 남성의 경우 10대 후반, 여성의 경우에는 20대 초반에 시작된다. 40~50대는 척추디스크의 완전한 노년기라고 해도 지나치지 않다. 노화된 디스크는 탄력을 잃어 메마르고 연약하며 바람 빠진 타이어처럼 내려앉는다.

많은 젊은이들이 격렬한 운동이나 레포츠를 즐기다가 물리적인 충격에 반복적으로 노출되면서 척추에 병을 얻기도 한다. 젊음만 믿고 아무런 준비도 없이 무거운 물건을 번쩍번쩍 들어 올리다가 허리를 삐끗한 것을 방치해서 디스크로 이어지는 경우도 적지 않다. 10~20대 디스크 환자 가운데 특히 군인이나 운동선수가 많은 것은 무리한 척추 사용과 관련이 깊다.

군인 진수환 군(23세)은 격한 통증을 참으며 내원한 환자였다. 구부정한 허리를 제대로 펴지도 못한 채 숨을 몰아쉬는 모습은 한눈에 봐도 심각해보였다. 검진 결과는 요추 디스크 파열이었다. 그런 상태에서 걸어서 병원에 온 것도 천만다행일 정도로 상태는 좋지 않았다.

수환 군은 1년 전 훈련 중에 허리를 삐끗한 뒤로 종종 통증을 느꼈다고 한다. 한번 삐끗한 허리는 재차 결렸다. 그래도 이른바 군인정신으로 참으며 진통제를 먹었지만 어느 날 아침에는 훈련에 나갈 수 없을 정도로 통증이 퍼져 병원을 찾아 온 것이었다. '고주파수핵감압술'을 받은 수환 군은 이튿날 퇴원했다. 필자는 안타까운 마음에 수환 군에게 잔소리를 했다.

"지금은 젊은 혈기에 잘 모르겠지만 한번 고장 난 척추를 소홀히 관리하면 나이 들어서 고생을 하게 되지. 훈련 같은 육체적인 활동을 할 때는 꼭 준비운동과 스트레칭을 하고 평소에도 바른 자세를 위해 노력했으면 좋겠네."

몇 달 후 수환 군에게 편지가 왔다. 본인은 물론 전우들과 함께 틈틈이 스트레칭을 하고 있다는 말에 필자의 잔소리 안에 담은 진정성이 전해진 것 같아 기뻤다.

10~20대의 척추질환 발생 비율이 부쩍 증가하고 있는 이유로 최

근의 현실을 이야기하지 않을 수 없다. 척추질환의 가장 큰 원인은 뭐니 뭐니 해도 오랜 기간 반복된 나쁜 자세와 생활습관 때문이다. 한창 신나게 활동해야 할 나이에 많은 10~20대들이 성적 올리기, 취업 시험 준비 등으로 꼼짝없이 책상머리에 붙어 지낸다. 제아무리 청춘이라도 운동이 부족한 상태에서 잘못된 자세를 지속하면 척추가 약해질 수밖에 없다.

심한 어깨 통증과 팔 저림으로 내원한 여고생 정지은 양(17세)은 목 디스크 환자였다. 성적 스트레스를 스마트폰 게임을 하면서 풀었다는 지은 양은 스스로도 중독자 수준으로 스마트폰에 집중하여 시간을 잊는다고 했다.

하루의 대부분을 의자에 앉아 있는 많은 학생들의 자세는 올바르지 못하다. 의자에 비스듬히 기대 다리를 꼬고 앉는 나쁜 자세가 습관으로 굳어져 골반이 원래 위치에서 벗어나 옆으로 기울어지거나 뒤틀어진 경우도 많다. 비뚤어진 골반 위에 있는 뼈들은 제자리를 이탈해 비뚤어지고 마침내 디스크 또는 협착증으로 이어진다. 지은 양은 '고주파수핵감압술'과 '경막외내시경레이저시술'을 복합한 치료를 받고 당일 퇴원했다.

퇴원 당일 필자는 지은 양의 부모님께 당부를 했다. 아직 판단력이 약하고 감수성이 풍부한 10대 소녀가 척추 건강을 지키며 살아갈 수 있도록 딸의 공부 못지않게 신경 써 달라고 하자 지은 양의 부모님은 진짜 중요한 것을 잊고 있었다며 감사의 인사를 남겼다.

Part 3

척추질환에서
해방되는
효과 100배 치료법

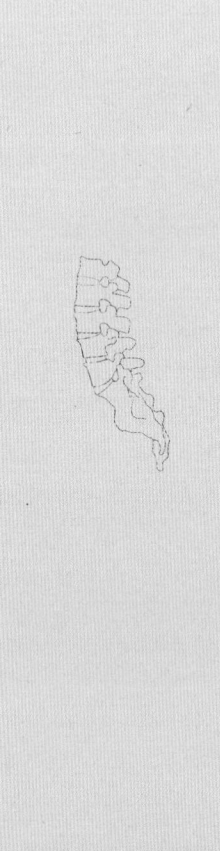

신명주 원장이 가장 자신 있게 권하는 비수술 치료법 4가지

소년 시절, 공상과학 만화책에 빠져 지냈던 적이 있다. 그 당시 만화는 21세기가 되면 로봇이 세상을 더 편하게 만들어줄 것이고, 우리는 첨단과학 시스템이 갖추어진 우주선을 타고 화성이며 달나라로 신나게 여행을 떠나게 될 거라고 안내해주었다.

어릴 적부터 막연히 의사를 꿈꿨던 필자에게 공상과학 만화가 펼쳐 보이는 의술의 세계는 무척 흥미진진했다. 아주 유능하고 똑똑한 로봇이 간호사가 되어 고명한 의사를 도왔고 의사는 메스를 잡지 않고 멋진 기계를 사용했으며 육안으로 병변을 보는 것이 아니라 3차원 모니터를 보며 수술을 했다. 피 한 방울로 병을 미리 진단하는 것도 그저 신기했다. 정신없이 바쁘던 인턴 시절, 금쪽같은 휴일에 보았던 영화 '가타카(GATTACA)'에서는 아이가 태어나자마자 혈액을 한 방울 채

취해 그 아이의 미래를 예언하는 장면이 나왔다. 그때도 소년 시절에 보았던 만화가 다시 한 번 필자의 뇌리에 환기되었다.

공상과학 만화에서 제시된 미래 세계를 상상하며 가슴 뛰던 우리는 이제 첨단 의학을 체감하며 살고 있다. 특히 우리나라 의술은 세계 최첨단을 달리고 있다. 첨단 로봇이 수술에 투입되고 있으며 의사는 육안으로 확인하기 힘든 환부를 3차원 디지털 모니터로 선명하게 확인하면서 집도한다. 피 한 방울로 DNA를 분석하여 암을 진단하는 서비스도 머지않은 미래에 선보일 예정이다.

진화를 거듭한 척추질환 수술법

척추질환 수술법도 진화를 거듭해왔다. 예전에는 척추질환이라고 하면 무조건 수술해야 한다는 생각이 지배적이었지만 이젠 수술 이상의 성과를 내는 비수술 치료법이 활발히 이루어지고 있다. 필자는 환자 90퍼센트 이상을 비수술 치료법인 '시술'로 성공적으로 치료해왔다. 척추질환에 사용되는 비수술 치료법은 크게 네 가지로 신경성형술, 경막외내시경레이저시술, 고주파수핵감압술 그리고 디스크내플라즈마감압술이다. 이 네 가지 시술법은 병을 고치는 데 있어 '최적의 방법'과 '최소의 위험'을 결합한 것이다. 특히 메스로 절개면을 만들기 때문에 출혈 및 감염, 조직 손상, 기타 후유증 등의 위험을 감수해야 하는 수술의 단점을 극복한 치료법이다.

이 치료법들은 모두 수술용 미세 현미경 장비를 사용해 3~5배의 시야를 확보할 수 있기 때문에 2cm 정도로 조금만 절개해도 정밀하고 안전한 시술이 가능하다. 절개면으로 1mm의 가는 관(카테터)을 병변까지 주사처럼 찔러 넣어 특수약물을 주입하거나 고주파를 침투시키는 방식 등으로 튀어나온 디스크를 수축·응고시키거나 좁아진 척추관을 넓혀주며 유착이 생긴 부분을 박리·제거하는 한편, 염증과 부기를 가라앉힌다.

이 네 가지 시술의 장점은 치료 성공률이 90퍼센트 이상으로 수술에 결코 뒤지지 않는다는 것이다. 뿐만 아니라 위험성과 부작용 등이 낮고 수술 후 상처가 거의 없다. 일반적으로 허리디스크 수술을 하면 최소한 15일 넘게 병원에 입원을 해야 하고 수술 후에도 허리 보호대를 착용해야 하는 등 불편이 있다. 회복 기간이 길다보니 바쁜 현대인들은 수술이 부담스러워 치료 시기를 놓치는 안타까운 사례도 비일비재하다.

비수술 치료는 '당일 수술' 및 '당일 퇴원'이 가능하다. 회복이 빨라 시술 후 1~2시간이면 퇴원 후 바로 일상생활을 할 수 있다. 전신 마취가 아닌 국소 마취를 실시하며 시술 시간이 20~30분 안팎으로 짧아서 바쁜 현대인들은 물론이고 고령의 환자들이나 고혈압·당뇨병·심장병 등 만성질환자, 골다공증으로 인해 수술이 힘든 환자들에게도 희소식이 아닐 수 없다. 그렇다고 너무 방심하는 것도 금물이다.

환자는 시술 후 1~3주간은 무거운 물건을 들거나 허리를 무리하게 움직이는 것을 삼가야 한다. 허리를 곧게 펴고 바른 자세를 유지하며 시술 1개월 후부터 걷기, 수영, 자전거 타기 같은 운동을 하여 허리와 복부 근육의 힘을 기르는 것도 필요하다. 이는 선택이 아닌 필수다. 척추질환은 완치되는 병이 아니므로 평생 관리해야 한다는 점을 잊지 말아야 한다.

앞선 시술법의 출현은 환자나 의사 모두에게 무척 반가운 일이지만 첨단 의료기기의 기능이 아무리 좋다고 해도 그것을 사용하는 전문의의 경험과 실력이 밑바탕을 이루지 못한다면 사상누각이 아닐 수 없다. 환자는 비수술 치료법을 받기에 앞서 무엇보다 임상경험이 풍부한 전문의를 찾는 것이 중요하다.

신경성형술

척추는 크게 다섯 부위로 나눌 수 있다. 목뼈 일곱 개, 등뼈 열두 개, 허리뼈 다섯 개, 다섯 개의 뼈로 이루어진 엉치뼈, 네 개가 하나로 어우러진 꼬리뼈 부위가 그것이다. 척추에는 머리에서 내려오는 중추신경이 통과하는 둥근 관이 있으며 각각의 신경들이 중추신경에서 하나씩 빠져나와 우리 몸의 말단까지 뻗어 있다.

위 그림에서 가운데 둥글고 노란 부분이 머리에서 내려오는 중추신

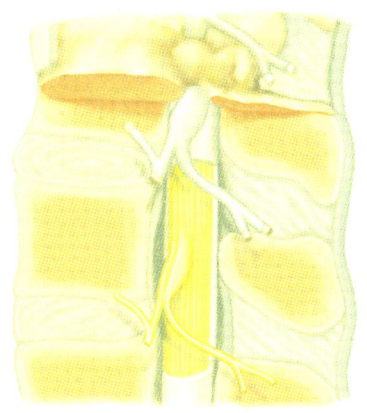

중추신경

경이다. 중추신경은 인체 기능의 중심으로 뇌와 척수로 구성되어 있으며 척수는 그림처럼 위아래로 연결된 척추뼈 속을 지난다. 거기서 신경가지들이 하나씩 나와서 팔이나 다리로 지나가며 신경망을 형성한다. 전기 자극이 끝없이 흐르는 우리 몸의 신경계는 정보를 교환하고 조정하는 아주 중요한 통신망이다. 통증이란 신경가지에서 유발된 염증, 유착 등이 다시 머리로 들어가서 아프다는 감각적인 부분을 인지하는 것이다. 예컨대 우리 몸에서 가장 큰 신경인 엉덩이 부위의 좌골신경 뿌리가 압박되면 통증이 다리 전체로 퍼지고 심한 경우에는 다리 근육의 쇠약이 함께 일어난다.

　신경성형술은 중추신경과 거기에서 밖으로 빠져나오는 신경가지들에 통증이 일어났을 때 카테터를 이용하여 통증 유발 물질들을 제거하거나 염증 반응을 보이는 신경에 약제를 주입해 치료하는 방법이다. 방사선 영상장치를 보면서 디스크가 튀어나오거나 척추가 달라붙어 통증을 유발하는 부위를 정확하게 찾은 뒤 척추뼈 사이의 구멍을 통해 척추의 경막외강(척수가 들어있는 공간)에 지름 1mm, 길이 40~50cm 정도의 초소형 카테터를 삽입하여 통증의 원인이 되는 부위에 정확하게 특수약물을 주입하는 시술이며 허리와 목 부위의 척추질환을 수술하는 데 쓰인다.

여기서 경막이란 척추관 내 중추신경의 막이다. 경막외 신경이란 척추관 내의 중추신경에서 빠져나오는 신경가지들을 의미한다. 신경가지들이 여러 원인으로 일으키는 유착과 염증을 제거하고 통증을 해결하는 시술이 바로 신경성형술이다. 현재 미국과 유럽에서 연간 150만 명 이상이 신경성형술의 혜택을 보고 있다.

경막외 신경성형술은 시술 시간도 짧고 비교적 간단하다. 그러나

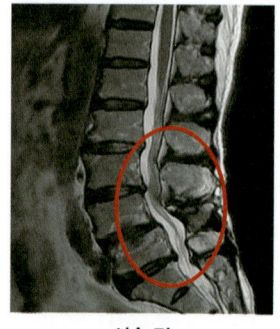

시술 전

사례	정진규(71세 / 남자)
병명	척추관협착증
치료 방법	신경성형술
환자 증상	허리 협착으로 4년 전 허리 수술을 받았다. 수술 후 허리 통증은 줄었으나 양쪽 발바닥 저림이 심해 내원하였다.
시술 경과	20분 간 시술을 받고 당일에 퇴원하였으며 양쪽 발바닥 저림이 사라졌다.

결코 가볍게 생각하고 시술을 결정해서는 안 된다. 이 시술은 경막외강을 통해 통증 부위에 접근할 때 중추신경인 척수신경을 건드릴 수도 있고 감염의 부작용도 있기 때문이다. 때문에 환자는 반드시 숙련된 전문의에게 치료받아야 한다.

신경성형술은 추간판(디스크)탈출증 및 척추관협착증을 비롯하여 척추 압박골절, 일부 암에 수반되는 통증, 척추 수술 후 통증증후군, 교통사고로 인한 신경손상 후 통증 등의 척추질환 치료에 효과가 있다.

> **Check point   신경성형술의 장점**
> 1 시술 후 1~2시간 안정을 취한 뒤 일상생활 복귀가 가능하다.
> 2 1mm 카테터로 통증 원인을 직접 제거하여 정상조직의 손상이 거의 없다.
> 3 국소 마취가 이루어져 전신 마취에 대한 부담이 없다.
> 4 수술에 대한 두려움이 큰 환자에게 적합한 시술이다.
> 5 만성적인 요통 환자, 디스크 · 척추관협착증 환자 등에 효과적이다.
> 6 수술 후 재발되었거나 통증이 남아있는 환자에게 적합한 시술이다.

경막외내시경레이저시술

경막외내시경레이저시술(꼬리뼈내시경레이저술)은 꼬리뼈 부위를 국소 마취한 뒤 약 5mm를 절개하여 자연적으로 존재하는 꼬리뼈 구멍을 통해 1mm 지름의 초소형 내시경(일반 내시경의 10분의 1 정도 크기)과 특수 레이저가 달린 카테터를 삽입하여 조영제를 주입한다. 그리고 내시경을 통증 부위까지 밀어 넣고 직접 병변을 들여다보면서 시술한다. 꼬리뼈부터 척추관까지는 막힌 부분이 없기 때문에 내시경과 카테터를 자연스럽게 넣을 수 있다. 내시경을 통하여 병변을 확인하면서 돌출된 디스크 부위에 직접 레이저를 쏘아 디스크의 크기를 줄여 좁아진 척추관을 넓히고 약물로 신경 염증과 인대의 붓기를 가라앉힌다.

이 시술법은 진단과 치료가 동시에 이루어져 시술의 정확성과 효율성의 효과를 배가시킨다. 즉 높은 해상도의 광원을 탑재한 내시경으로 MRI로도 보이지 않는 작은 병변까지 직접 들여다보면서 시술하므로 정밀도가 높아 주변 신경과 조직을 건드릴 위험이 적고 수술하지 않고도 수술한 효과가 있다. 한편, 미세 레이저는 염증 부위를 폭넓게 제거할 수 있으며 치료가 어려운 신경근 주위의 유착까지 쉽게 없애준다.

경막외내시경레이저시술은 MRI 검사로도 원인이 뚜렷하게 밝혀지지 않은 요통 및 척추관협착증 환자, 디스크 수술을 받은 환자, 신경 유착에 의한 허리 통증을 호소하는 환자, 다리를 저는 좌골신경통 환자, 척추 골다공증으로 허리 통증을 겪는 환자 등을 치료할 수 있다. 특히 척추 수술을 받고 난 뒤에 수술 자체에는 문제가 없어도 지속적으로 허리와 다리의 통증, 저림, 감각 이상 등의 증상이 지속되는 통증증후군에 효과가 있다.

수술의 절개 부위는 회복 과정에서 신경과 함께 달라붙을 수 있다.

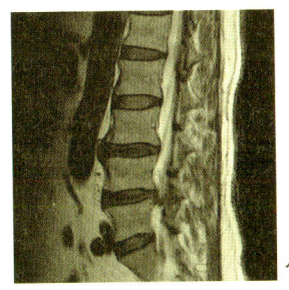 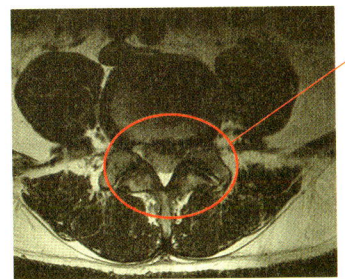

돌출된 디스크가 정상화됨

시술 전　　　　　　　　　　　　　　시술 후

사례	황정호(57세 / 남자)
병명	척추관협착증
치료 방법	경막외내시경레이저시술
환자 증상	당뇨병을 앓는 택시운전기사로 하루에 12시간씩 운전하다보니 허리 통증이 생겼다. 3개월 전부터 통증 및 다리 저림이 심하여 내원하였다.
시술 경과	하루를 입원하였고 통증이 사라지고 일상적인 생활이 가능해졌다.

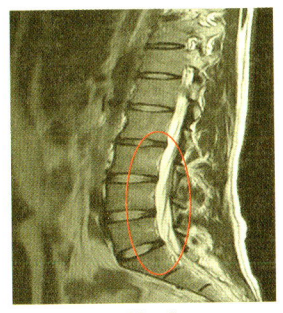

시술 전

사례	김우일(55세 / 남자)
병명	추간판탈출증
치료 방법	경막외내시경레이저시술
환자 증상	3년 전 허리 통증이 심해 추간판탈출증 수술을 했으나 수일 후 증상이 재발했다. MRI상 원인도 찾을 수 없었다.
시술 경과	MRI로도 찾지 못했던 병변을 내시경으로 발견하여 치료했고 3일 후 퇴원하였다.

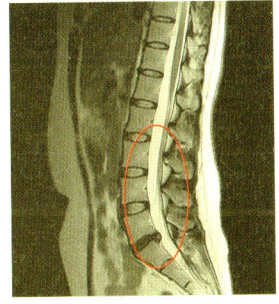

시술 전

사례	박민서 (33세 / 여자)
병명	추간판탈출증
치료 방법	경막외내시경레이저시술
환자 증상	1년 전 출산한 후에 허리를 쿡쿡 쑤시는 증상이 심해졌다. 물리치료 및 침치료를 받았지만 효과가 없었다.
시술 경과	당일에 퇴원했다. 쑤시는 느낌이 전혀 없고 불편함이 없어 육아가 수월해졌다.

이 유착된 부분이 신경을 자극하고 염증을 일으켜서 통증이 생기는 것인데 지금까지 뚜렷한 치료법이 없었다. 경막외내시경레이저시술은 신경 주변의 조직 유착을 정확히 진단하고 치료할 수 있어 합병증의 발생을 더욱 감소시켜준다.

허리디스크의 경우, 마비 증상이 나타나는 10퍼센트 미만의 환자를 제외하고는 비수술 치료를 권장한다. 수술 자체가 환자에게 두려움을 주고 회복과 재활에 시간이 걸려 일상생활에 지장을 주기 때문이다. 경막외내시경레이저시술은 수술이 아닌 시술이기 때문에 회복 기간이 짧아 당일 퇴원 후 일상생활이 가능하다.

앞서 밝힌 대로 경막외내시경레이저시술은 꼬리뼈에 자연적으로 존재하는 작은 구멍에 특수장비를 넣고 치료하기 때문에 '꼬리뼈내시경레이저술'이라고도 불린다. 그런데 시술을 하다보면 이 꼬리뼈 구멍이 막혀 있는 예외적인 환자들을 만나게 된다. 마치 선천적으로 왼쪽에 있어야 할 심장이 오른쪽에 있는 우심증(右心症)인 경우처럼 예외적인 경우인데 노년층 특히 70대 이상의 할머니들에게서 막힌 꼬리뼈가 간혹 보인다. 가장 손쉬운 통로인 꼬리뼈 구멍이 막혔다면 허리뼈 5번과 엉치뼈 1번 사이의 틈으로 시술하는데 이때는 훨씬 고도의 기술이 필요하다.

시술을 마친 후 환자에게 "시술 전에 꼬리뼈 구멍을 통해 가는 관을 넣는다고 말씀드렸잖아요? 그런데 환자분은 꼬리뼈가 막힌 드문 경우라 다른 방법으로 시술을 했습니다."라고 알려주면 환자는 자신의 몸에 대한 비밀 하나를 알게 되었다며 신기한 표정을 짓기도 한다. 어르신 한 분은 "좋은 세상을 만나니 이렇게 좋은 치료도 받고 내 몸의 비밀도 알게 되었구려! 어려운 시술, 성공해주어서 고마워요!"라며 웃음 짓기도 하셨다.

> **Check point** 경막외내시경레이저시술의 장점
> 1 국소 마취를 하고 시술 시간이 15~20분 정도로 짧다.
> 2 만성질환이 있는 경우도 시술이 가능하다.
> 3 MRI에서 찾지 못한 병변을 내시경을 통해 치료 가능하다.
> 4 약물 치료와 더불어 레이저로 통증의 원인이 되는 디스크나 인대까지도 줄여주는 복합적인 치료이다.

고주파수핵감압술

고주파수핵감압술(고주파수핵성형술)은 디스크 내에서 움직임이 가능한 치료용 전극을 이용해 디스크의 병든 부위를 정확히 찾아내고 그 부위에 선택적으로 고주파를 쏘아 병변을 태워 없애는 시술법이다. 척추에서 10cm 떨어진 허리 부위에 1mm 굵기의 특수 구리관을 주사처럼 넣고 60도 내외의 고주파 열을 직접 쏴서 디스크 내장증이나 썩은 디스크의 통증을 전달하는 신경만을 선택적으로 파괴하는 한편, 디스크 벽을 이루는 콜라겐 섬유를 수축시키고 굵게 해서 디스크를 튼튼하게 만든다.

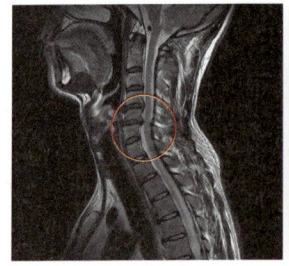 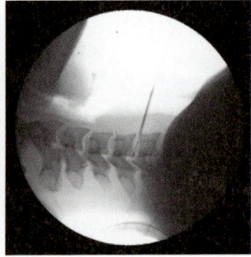 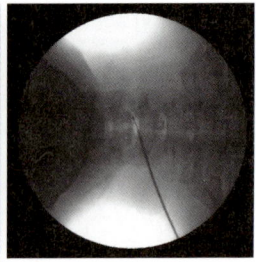

사례	이재홍(49세 / 남자)
병명	다발성 목디스크
치료 방법	고주파수핵감압술
환자 증상	3년 전부터 목 통증이 있었고 최근 어깨와 손등 및 손가락, 목까지 저리고 감각이 둔해지기 시작했다.
시술 경과	당일 퇴원하였다. 목 통증이 사라지고 팔에 힘이 생기고 저린 증상이 사라졌다.

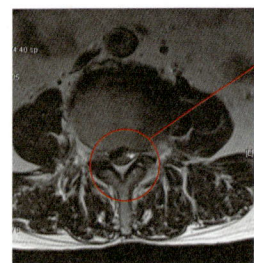 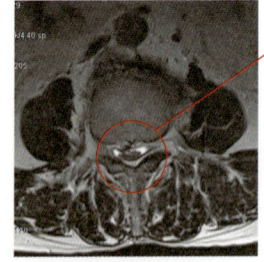

디스크가 튀어나와 신경을 압박함

고주파수핵감압술 후 돌출된 디스크가 정상화됨

시술 전   시술 후

사례	김아진(34세 / 여자)
병명	추간판탈출증
치료 방법	고주파수핵감압술
환자 증상	디자이너로 하루에 10시간씩 근무하다보니 허리 통증이 심해졌다. 머리를 감으려고 허리를 숙이면 엉치에 통증이 심하게 왔다.
시술 경과	시술 즉시 통증이 사라져 당일 퇴원하였다.

디스크의 튀어나온 부위를 선택적으로 제거할 수 있어 디스크로 인한 경추통, 요통 및 다리와 발까지 뻗쳐나가는 방사통 치료에 효과적이다. 또한 일부 척추관협착증 환자도 시술 대상이다. 환자가 느끼는 주요 증상을 살펴보면 앉아있을 때 묵직한 느낌의 허리 통증이나 엉덩이 통증, 아침에 일어나 허리를 숙일 때 나타나는 허리 통증, 앉았다 일어날 때 발생하는 허리 통증, 요통과 함께 허벅지와 종아리·발끝이 저리는 통증 등이 있다. MRI 상 퇴행성 변화가 적은 환자, 물리치료나 운동치료의 효과가 낮은 환자에게 적합한 시술법이다.

단, 디스크가 파열되어 모두 흘러내리고 남아 있지 않으면 감압시킬 디스크가 없기 때문에 시술할 수 없다. 아울러 염증성 관절염, 심한 디스크 퇴행성 변화, 심한 디스크 탈출, 근력 약화와 같은 신경학적 이상이 존재하는 경우에는 시술할 수 없으며 시술 후 활동 제한이나 약물복용 등을 받아들이지 못하는 환자에게도 할 수 없다. 이 시술은 통증 유발 부위를 정확히 찾아야 효과가 있으며 디스크 내 염증의 근원을 없애고 압력을 줄여야 효과가 높기 때문에 의사의 풍부한 경험이 성공의 열쇠이다.

고주파수핵감압술은 국소 마취를 한 상태에서 3mm 정도의 구멍만 내고 약 30분간 치료하며 환자는 시술 직후 즉각적인 효과를 느낄 수 있다. 통증을 전달하는 감각 신경만 선택하여 파괴함으로 운동에는 전혀 지장이 없으며, 통증만 선택적으로 없애주어 비교적 간단하게 허리 통증을 치료할 수 있다. 때문에 치료 후 직장이나 일상생활로 빠른 복귀가 가능하다. 게다가 가는 침을 사용하는 시술법이므로 외과적 수술에서 나타날 수 있는 흉터를 전혀 남기지 않는다.

> **Check point** 고주파수핵감압술의 장점
> 1 전신 마취가 필요 없다.
> 2 가는 침을 사용하여 시술하므로 절개가 필요 없고 흉터가 남지 않는다.
> 3 당일 시술로 입원이 거의 필요 없다.
> 4 일상이나 직장 복귀가 빠르다.

디스크내플라즈마감압술

디스크내플라즈마감압술이란 1mm정도의 가느다란 주사바늘을 튀어나온 디스크 내부에 넣은 다음 고밀도 이온파장인 플라즈마 광을 발생시켜서 고압 상태의 디스크 내부를 적정 압력으로 내려서 눌렀던 신경을 풀어주고 통증을 없애는 시술법이다.

디스크내플라즈마감압술은 시술 부위만 선택적으로 치료할 수 있는 장점이 있고 뼈나 신경, 인대 등 인접 조직의 손상을 최소화하면서 치료를 진행할 수 있어 후유증이 적다. 또한, 부분 마취로 진행되어 부담이 적고 치료 시간이 30분 안팎이라 회복도 빠르며 일상생활로 복귀도 쉽다.

디스크내플라즈마감압술의 시술 대상은 디스크가 터져나온 지 얼마되지 않은 허리의 연성 디스크 환자, 중심성 척추관협착증 환자 등

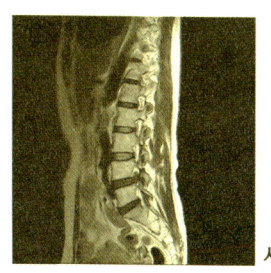 시술 전
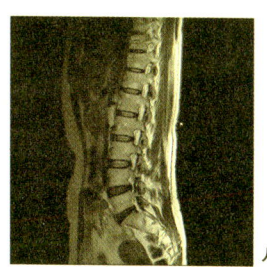 시술 후

사례	장선주(61세 / 여자)
병명	추간판탈출증
치료 방법	디스크내플라즈마감압술
환자 증상	1년 전부터 등산을 갔다가 허리를 삐끗하였다. 평소에 생활하다가도 찌릿찌릿한 허리 통증 때문에 다리가 당기고 저린 증상이 심해졌다.
시술 경과	허리와 다리 통증이 싹 사라져 정상적인 생활이 가능해졌다.

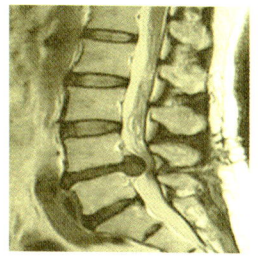 시술 전

사례	주미혜(56세 / 여자)
병명	추간판탈출증(수술 실패증후군)
치료 방법	디스크내플라즈마감압술
환자 증상	1년 전 수술을 하고 물리치료를 꾸준히 했으나 통증이 더 악화되어 잠도 이루지 못할 정도가 되었다.
시술 경과	당일 퇴원하였으며 통증이 사라지고 정상적인 생활이 가능해졌다.

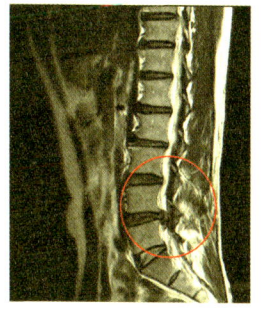 시술 전

사례	조승범(48세 / 남자)
병명	추간판탈출증
치료 방법	디스크내플라즈마감압술
환자 증상	골프를 하다가 허리 통증이 발생했다. 휴식 후 증상이 나아져 치료를 미뤘는데 3개월 뒤 극심한 허리 및 다리 통증이 나타났다.
시술 경과	당일 퇴원하였으며 평소대로 운동을 할 수 있게 되었고 일상생활도 가능해졌다.

이다. 환자들이 느끼는 주요 증상은 앉아 있을 때 허리 또는 엉치에 묵직한 통증, 아침에 일어나 허리를 숙일 때 허리 통증, 앉아 있다가 일어날 때 생기는 요통, 허벅지·종아리·발끝 저림 등이다. 목디스크 환자도 디스크내플라즈마감압술로 치료할 수 있다.

많은 장점에도 불구하고 디스크내플라즈마감압술 치료를 할 수 없는 경우는 디스크가 터져나온 지 오래되어 이미 굳어버렸거나 신경이 손상되었을 때이다. 연성이면서 퇴행성 변화가 적은 디스크에 적합한 시술법이다.

> **Check point** **디스크내플라즈마감압술의 장점**
> 1 당일 입원하여 당일 퇴원이 가능하다.
> 2 부분 마취를 해서 몸에 부담이 적으며, 뼈나 주변 조직에 손상을 최소화할 수 있다.
> 3 치료 시간이 30분 내외로 매우 짧고 일상생활로 복귀가 빠르다.

그 밖의
비수술 치료법 6가지

강력하게 추천하는 네 가지 대표적인 비수술 치료법 외에도 좋은 효과를 보이고 있는 시술법 여섯 가지를 소개한다. 이들 시술법은 하루가 다르게 발전하고 있는 현대 의과학 기술에 힘입어 처음 개발된 형태에서 더욱 정교하고 효과적으로 진화, 발전해가고 있다.

프롤로테라피

프롤로테라피(인대강화 치료)는 인대강화주사요법을 뜻한다. 이 시술법은 척추 부위의 손상된 인대와 힘줄에 삼투압이 높은 물질을 직접 주사하여 인대를 증식시켜서 약해진 인대나 힘줄을 튼튼하게 만들어주는 것이다.

일반적인 관절주사(뼈주사)와 달리 15~20퍼센트의 고농도 포도당을 초음파 영상을 보며 통증을 일으키는 조직에 정확하게 주사하여 재생을 촉진하고 강화시킨다. 이 시술은 통증 해소 성공률이 80퍼센트로 아주 높은 편이며, 척추 주변 조직을 직접적으로 자극해 부드럽거나 튼튼하게 만들어주기 때문에 근본적인 치료라고 할 수 있다.

프롤로테라피는 허리 및 골반의 만성적인 통증을 비롯해 허리와 목 부위의 수술 후 인대 약화로 인한 지속적 통증, 만성관절통, 팔다리의 인대 손상, 산후 골반통, 스포츠 손상 후유증 등에 효과적이다.

입원이나 마취가 필요 없고 주사바늘 자국 외에는 피부에 수술 흔적도 남지 않기 때문에 환자가 느끼는 부담이 적은 편이다. 수술 받아야 할 환자의 경우 이 치료를 통해 효과를 볼 수 있는 위치를 가려낼 수 있다. 또한, 만성통증으로 고생하는 환자에게 통증치료법으로 활용되기도 한다. 단, 인대가 재생하기까지 비교적 시간이 오래 걸리기 때문에 한 번 이상 지속적으로 시술을 받아야 효과를 볼 수 있으며 약물이 온몸에 영향을 주기 때문에 부작용의 우려도 있다. 병이 상당히 진행되어 통증이 심할 경우는 이 시술법을 사용할 수 없으며 신경성형술을 적용해야 한다.

심부근육자극법

심부근육자극법(IMS)은 해부학적으로 인체의 중심을 이루며 모든 움직임을 시작하는 심부근육을 자극하는 치료법이다. 심부근육은 골격계에 붙어서 인대와 함께 통증 세포를 자극하여 통증을 일으키고 골격의 위치를 이탈시킬 수 있는 깊은 곳의 근육을 가리킨다. 허리, 골반, 엉덩이를 통합하여 스물아홉 개의 근육이 부착되어 있다. 심부근육자극법은 근육이 비정상적으로 수축되어 통증이 발생하는 부위에 바늘을 삽입해 근육을 부드럽게 이완시켜 통증을 없애는 치료법이다. 뚜렷한 이유도 없이 3개월 이상 지속적인 통증이 일어나는 환자에게 적합하다.

체외충격파

병변 부위에 고에너지 충격파를 전달해 치료하는 시술법이며 허리와 목 부위 통증, 칼슘이 쌓인 어깨 부위나 테니스엘보, 족저근막염, 아켈레스건염, 스포츠 손상 등에 적용한다. 신경 세포막에 물리적 변화를 일으켜 통증을 억제시키고 시술 부위에 신생 혈관 생성을 촉진하고 혈액 공급을 증가시켜 손상된 조직의 재생을 활성화시킨다. 환부의 통증 감소와 함께 기능 개선을 도모할 수 있는 효과적인 치료법이다.

말초신경차단술

요통은 신경이 눌리거나 신경 관련 허리 구조물에 이상이 생겨서 발생한다. 말초신경차단술은 통증의 원인이 되는 신경에 국소 마취 약물을 주입해 통증을 차단하는 시술법이다. 중추신경에서 빠져나온 신경가지 중에서 통증을 일으키는 곳을 정확히 찾아 주사로 약물을 주입해 통증을 완화시킨다.

척추교정 도수치료

도수치료란 쉽게 말해서 손으로 치료하는 것으로 척추가 균형을 이루지 못해 일어나는 통증을 치료하는 데 효과적이다. 척추 및 골반의 불균형, 잘못된 자세로 인한 신체 불균형, 척추 기능부전, 만성통증 감소 및 교정, 근육·관절 질환 등에 도수치료가 적용된다. 방사선 검진을 통해 관절이나 골격계의 이상 유무를 확인하고 견인법, 자세이완법, 관절가동법 등으로 변형된 골반을 본래의 반듯한 위치로 회복시켜 통증을 완화한다. 인체역학적으로 가장 이상적인 체중 분포가 되도록 체형을 교정해줌으로써 통증은 물론이고 체형 조절 효과를 얻을 수 있다.

줄기세포

생명공학기술의 발달과 함께 최근 활발한 연구가 이루어지고 있는 분야이다. 줄기세포란 여러 가지 세포로 분화될 수 있는 가능성을 가진 다재다능한 것이다. 줄기세포의 이러한 특징을 이용, 마치 장기이식을 통해 망가진 장기의 기능을 복원하듯이 줄기세포에서 신경세포를 분화시켜 손상된 신경을 대체하는 방법이 모색되고 있다.

수술이 불가피한
환자를 위한
수술 치료법 4가지

　　　　　　　　　예전에 비해 많은 척추질환 환자들이 비수술 치료법으로도 회복되고 있지만 안타깝게도 5~10퍼센트의 환자들은 수술이 불가피하다. 다른 병과 마찬가지로 척추질환도 초기에 적절한 치료를 받으면 효과가 좋고 시간과 비용도 적게 든다. 그러나 차일피일 치료를 미루며 진통제와 막연한 민간요법만을 찾다가 병을 키워서 결국 시술로도 어찌해 볼 수 없는 경우는 수술을 해야만 한다.

　수술은 절개 후 수술하는 기존의 고전적 방법부터 침습 범위를 최소화하는 최소 침습적 수술이 있다. 최소 침습적 수술로는 특수 현미경을 이용한 미세현미경디스크제거술, 최소침습 척추유합술, 인공디스크 치환술, 척추체 성형 등이 있다. 주사로 녹여내는 방법은 최근 사용이 줄고 있는 추세이다.

> **Check point** 　**반드시 수술해야 하는 5~10퍼센트의 환자들**
>
> 1 보존적 치료를 6~12주 동안 받아도 효과가 없거나 통증이 더욱 심해진 환자
> 2 통증 때문에 다리를 전혀 움직일 수 없어 일상생활이 불가능해지는 일이 반복되는 환자
> 3 대소변 배설 기능에 장애가 온 환자
> 4 다리 근육의 힘이 없어지거나 근육이 위축되고, 마비 증상이 느껴지는 등 운동 부족으로 근력이 약화된 환자
> 5 신경 압박 및 신경 근전도 장애가 점차 심해지는 환자

미세현미경디스크제거술

미세현미경디스크제거술은 단순 추간판탈출증의 기본적 수술법으로, 특수 현미경과 최소 침습적 수술을 결합하여 변형한 형태로 개발되었다. 과거 디스크 수술은 피부 절개 범위가 넓었으나 최근 특수 현미경이 발달하면서 약 2cm 정도로 피부 절개를 최소화하면서 수술이 가능해졌다. 특수현미경을 사용해 수술 시야를 극대화하기 때문에 육안으로 잘 확인되지 않는 미세한 혈관까지 확인하면서 신경 및 혈관의 손상 없이 병든 디스크만 선택하여 제거한다. 이 경우 파열되고 기능을 잃은 디스크만 제거하고 정상에 가까운 디스크는 최대한 보존해야 수술 후 재발률을 낮출 수 있다. 시술에 비해 최소 2~3일에서 길게는 일주일 동안 입원해야 한다.

최소침습 척추유합술

불안정해진 척추를 고정하는 방법으로, 척추 수술 중 가장 널리 이용되고 있는 검증된 수술이다. 척추는 각각의 마디가 서로 연결되어 있는데 이 마디가 약해지면 각종 척추질환이 생긴다. 이 수술은 약해진 척추를 여러 가지 장치를 이용하여 마디와 마디를 하나의 척추로 연결, 고정시킨다. 추간판, 곧 디스크가 제거된 곳에 인공디스크 고정물(케이지)을 삽입하면 이를 중심으로 위, 아래의 척추 몸통에서 뼈가 자라나와 서로 연결, 고정되어 유합된다. 이렇게 하나가 된 척추는 회복되면서 요통이 사라진다. 추간판을 제거하지 않은 경우에는 척추의 뒷부분을 일부 갈아서 뼈를 노출시킨 다음 나사못을 이용하여 고정하고 뼈를 이식한다. 뼈가 자라서 서로 연결, 고정되어 붙는다.

인공디스크 치환술

심한 요통을 동반한 퇴행성 디스크 질환 치료에 쓰이는 수술이다. 망가진 디스크를 제거하고 인체의 디스크 움직임과 거의 같은 인공디스크를 넣는 수술로, 운동성을 유지함으로써 주위에 있는 디스크가 망가지는 것을 방지할 수 있으며 근육 및 뼈의 손상이 적어서 수술 후 통증이 적은 편이다. 허리는 물론, 목디스크에도 적용하여 치료 성공률이 높아 목의 운동능력을 보존하고 인접 관절의 약화를 방지할 수 있다.

예전에는 척추가 변형되거나 흔들리는 현상을 방지하는 데만 목적을 두고 척추뼈들을 서로 연결시키는 골융합술만 주로 시행했다. 그러나 골 융합술만 하면 척추의 원래 역할인 굽히고 펴는 기능을 완전히 잃게 될 수도 있다. 인공디스크가 개발됨에 따라 디스크를 완전히 제거한 환자도 척추를 안전성 있게 유지하는 한편, 허리를 자유롭게 움직이는 것이 가능해졌다.

척추체 성형술

골절된 척추체에 골 시멘트를 주입하여 단단하게 굳히는 방법이다. 골다공증으로 인한 척추체 골절 환자를 치료할 수 있도록 고안된 방법으로서 굵은 바늘이나 특수 풍선 등을 이용하여 골 시멘트를 병변 부위에 주입한다. 그렇게 척추체 자체를 튼튼하게 보강하여 효과적으로 통증을 완화시키고 추가적인 척추 손상을 막을 수 있다. 조기에 통증이 감소하며 수일 내에 보행이 가능해지므로 장기간의 침상 안정으로 인한 근력 약화와 골밀도 감소를 예방할 수 있다.

> **Check point** 척추 수술을 받는 만성질환자가 꼭 알아두어야 할 점

1 **당뇨병을 앓고 있는 환자** 척추 수술의 위험부담이 매우 높다. 당뇨병은 병 자체보다 합병증이 더 무섭다. 인슐린이 부족하거나 그 작용이 저하되어 있는 당뇨병 환자는 간에서 당의 생성이 증가한다. 글리코겐이 당으로 분해되어 혈액으로 방출, 말초 조직에서 당의 섭취가 감소하여 결국 혈액 내에 당이 많아지고 단백질과 지방이 분해되어 몸이 마르고 각종 합병증을 일으킨다. 당뇨병 환자는 수술 상처가 잘 낫지 않고 상처 감염이 생길 가능성이 높다. 또한 혈당조절 실패로 인한 저혈당, 당뇨병성 케톤산증 등의 발생 위험이 높으므로 그 예방을 위해 혈당 조절이 잘되는 상태에서 수술 받는 것이 최선책이다.

2 **고혈압을 앓고 있는 환자** 고혈압 상태에서 수술하면 출혈량이 많아질 수 있고 뇌출혈이나 심장 이상을 초래할 수 있으므로 혈압이 잘 조절되는 상태에서 수술해야 한다. 고혈압으로 혈압약을 복용하는 환자는 수술 당일 아침까지는 혈압약을 복용하도록 한다. 단, 혈압약에 들어있는 아스피린 계열의 약물은 지혈을 막으므로 큰 수술을 하는 경우에는 최소한 일주일 이상 약물을 끊은 상태에서 수술을 한다.

3 **간이 좋지 않은 환자** 우리나라는 알코올성 지방간과 B·C형 간염 등이 자주 발생한다. 수술 전 간기능 검사를 통해 혈청 GPT, GOT, 빌리루빈 수치를 검사한다. GPT와 GOT 수치는 50 이하가 정상이며 간염이 발생하면 수치가 50 이상으로 상승한다. 수술에 사용하는 약은 간에서 대사되는 경우가 많아서 간기능이 나쁜 경우에는 수술 후 간부전에 빠질 위험이 있다. 따라서 간기능이 나쁜 경우에는 약을 써서 호전될 때까지 기다린 다음 수술에 들어간다.

4 **폐가 약한 환자** 폐결핵 등 폐질환을 앓고 있거나 고령으로 폐기능이 떨어진 환자는 수술 도중 산소 농도를 유지할 수 없어서 위험하며 폐렴의 위험성이 높다. 폐기능이 떨어질 것으로 보이는 환자는 검사를 통해 폐의 상태를 확인하고 폐의 기능이 수술받을 만한 상황일 때 수술해야 한다. 폐결핵이 의심되는 환자는 객담검사를 통해 활동성으로 밝혀지면 우선 폐결핵에 대한 약물치료부터 실시한다.

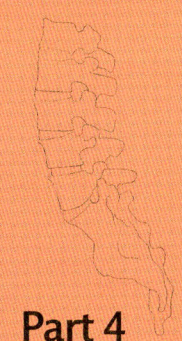

Part 4

튼튼하고 바른 척추 만들기, 지금부터 신경 써라

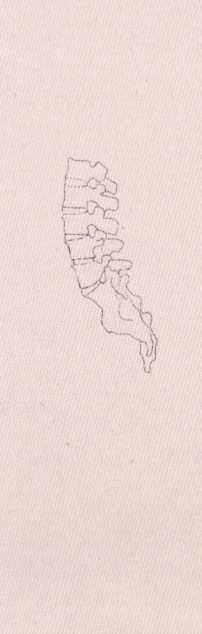

성인의 80퍼센트가
생애 한 번은 고통받는
척추질환

척추는 목뼈부터 꼬리뼈까지 벽돌처럼 차곡차곡 쌓여있는 뼈의 기둥이다. 건축물에서 기둥이 튼튼하면 균형이 잘 잡히고 무너지는 사고가 일어나지 않듯이, 척추 역시 우리 몸을 일생토록 지지하는 기둥이자 멋진 건축물이다. 조물주는 미학적이면서도 공학적으로 척추를 만들었다. 흔히 가슴에서 엉덩이로 이어지는 곡선 부위가 아름다운 여성을 가리켜 'S라인 몸매'를 가지고 있다지만 사실 우리는 남녀노소 따질 것 없이 모두 아름다운 S라인의 소유자들이다. 건물의 기둥이 일자로 세워지는데 비해 척추는 목뼈, 등뼈, 허리뼈, 엉치뼈, 꼬리뼈로 이어지는 부드러운 S자 곡선을 그리고 있기 때문이다.

척추의 S라인은 아름답기만 한 것이 아니다. 이 S자 곡선 구조는 머리와 몸통의 중력 방향으로 가해지는 하중을 용수철처럼 흡수하고 분

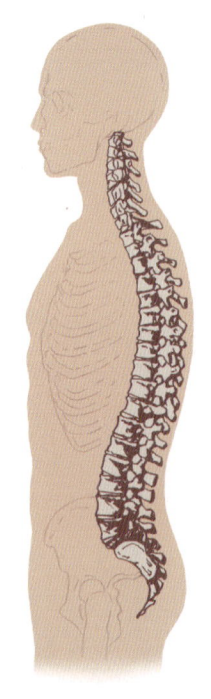

정상 척추를 옆에서 볼 때

산시킨다. 허리뼈에 집중되는 압력을 덜어주면서 인체의 균형을 잡고 외부 충격에 견딜 수 있게 하는 것이다. 우리는 'C자 형' 척추를 갖고 태어나지만 목을 가누고 허리를 지지하는 힘이 생기면서 점차 S자 형태의 척추를 갖게 된다. 직립 보행을 하는 인간의 척추를 완성하는 것이다.

척추는 탄력적인 중심축이기도 하다. 한번 만들어 놓은 건물의 철근 기둥은 그대로 고정되어 있지만 척추는 전후좌우로 늘 움직이는 변화무쌍한 기둥이다. 그 유동성의 비밀이 바로 추간판 곧 디스크이다. 디스크는 내부에 수핵이라는 반 고체성 물질이 들어있고 섬유륜이라는 일종의 인대가 밖을 둘러싸고 있는 원반 모양의 구조이다. 뼈와 뼈 사이에 있는 디스크는 서른세 개의 단단한 척추뼈에 유동성을 주어서 쉽게 움직이게 하고 충격을 흡수한다.

제 아무리 훌륭한 기계라도 영구적인 것은 없다. 오래 사용하다보면 고장이 나게 마련이다. 척추는 미학적 공학적으로 완성도 높은 작품이지만 우리 몸의 다른 기관이나 장기와 마찬가지로 노화되고 다양한 원인으로 병에 걸린다. 척추질환은 성인의 약 80퍼센트가 일생에 한 번은 겪는 달갑지 않은 것으로 그중 단순 요통 또는 요추 염좌라 불리는 병이 가장 흔하다.

이처럼 척추질환이 흔한 근본적인 원인은 인간의 직립보행 때문이라고 할 수 있다. 인간은 직립보행을 하게 되면서 두 손의 자유를 얻고 뇌의 용량이 획기적으로 늘어나 호모사피엔스로 진화하여 만물의 영장이 되었지만 허리가 몸통을 받치면서 허리병을 갖게 되었다. 사자, 호랑이, 말 등 네 발로 걷는 동물은 인간보다 훨씬 많이 격렬하게 움직이지만 디스크나 퇴행성 척추증 등의 척추질환은 없다. 위에서 아래로 가해지는 압력이 없기 때문이다. 반면 직립보행하는 인간은 척추뼈 사이에 있는 디스크가 체중을 비롯한 모든 충격을 흡수한다. 젊을 때는 디스크에 들어있는 수분의 양이 충분하고 탄성이 좋아 외부적인 충격을 쉽게 흡수할 수 있다. 그러나 나이가 많아지면 디스크 내부의 수분이 줄어들고 주변을 싸고 있는 인대도 약해져서 문제가 일어난다. 때문에 평생 요통을 겪은 적이 없는 50대 중년층에서도 정밀 검사를 해보면 대개의 경우 퇴행성 디스크를 발견할 수 있다.

이처럼 디스크 퇴행은 노화 과정에서 누구에게나 일어난다. 20대부터 디스크, 인대 등 척추 구조물의 퇴행이 시작되지만 우리가 눈치챌 수 없을 정도로 서서히 일어나는데다가 우리 몸이 그 변화에 적응하기 때문에 통증을 느끼지 못한다. 흔히 30~40대가 되면 허리의 유연성이 젊었을 때 같지 않다는 말을 자주 하는 것도 바로 이런 이유 때문이다. 디스크 환자는 어떤 외부적인 요인에 의하여 디스크 섬유륜의 미세 파열이나 수핵 탈출과 같은 퇴행성 변화가 발생하므로 갑작스런 통증을 느끼게 되는 것이다.

그러나 유전적 요인이나 생활 방식에 따라 빨리 늙고 천천히 늙는 사람이 있듯이 척추도 사람에 따라 퇴행 속도가 달라진다. 아직 젊은 나이에도 노인보다 못한 허리를 가진 사람이 있는가 하면 나이든 후에도 튼튼한 허리를 자랑하는 사람이 있다. 특히 최근 들어서는 척추질환을 호소하는 환자들의 연령이 점점 낮아지고 있다. 뼈의 성장이 미처 끝나지 않은 10대뿐만 아니라 20~30대에서도 척추질환을 앓는 환자의 수는 꾸준히 증가하고 있다.

척추질환의
발생 원인을
제대로 알자

척추는 크게 뼈, 추간판(디스크), 근육, 신경, 인대로 나눌 수 있다. 척추 곳곳에 통증을 인지하는 신경이 분포해 있다. 신경이 다양한 원인으로 자극을 받으면 통증이 일어난다. 예컨대 목뼈나 허리뼈에 압박 골절이 일어나면 신경이 자극되어 통증이 일어나며, 척추의 퇴행성 변화로 척추관이 점점 좁아져서 신경을 압박하면 통증과 저림 증상을 겪게 된다. 또한, 디스크 곧 추간판탈출증이 생기면 신경근이 눌려서 방사통을 겪게 된다.

척추질환 특히 허리병의 약 50퍼센트는 근육이 원인이다. 하루가 다르게 발전하는 문명의 이기 속에서 현대인은 자연스런 삶과 멀어지고 있다. 자연과 더불어 호흡하며 걷는 시간이 점점 줄어들고, 짧은 거리도 차로 이동하고 하루종일 의자에 앉아 지내는 경우가 많다. 운

척추횡단면

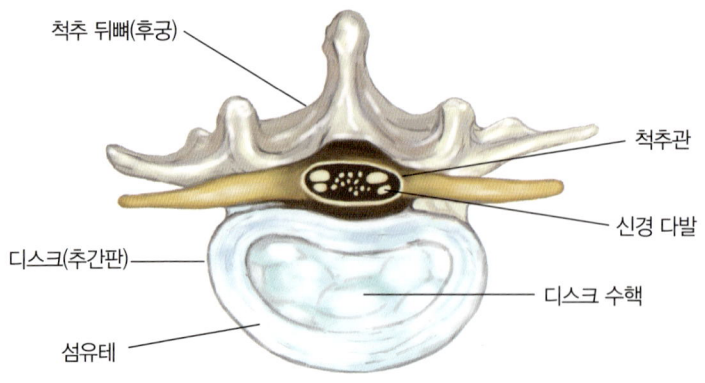

동량이 감소하면 체력이 떨어질 뿐만 아니라 우리 몸의 근육이 약해지고 자연스레 척추를 지지하는 허리 근육도 약화된다. 그 결과 디스크는 과도한 부담을 혼자 감당하게 되고 결국 척추에 무리를 준다.

약한 근육을 무리하게 사용하면 그 충격은 고스란히 척추에 전달된다. 다소 무게가 있는 짐을 들거나 과도한 스포츠 활동을 급작스럽게 하면 약해진 근육을 무리하게 사용하게 되고 그 충격은 척추에 그대로 전달되어 디스크 파열과 같은 부작용을 야기할 수 있다. 척추질환은 대부분 이렇게 근육이나 인대가 손상되거나 약해진 디스크에서 발생한다.

운동 부족으로 인해 비만 인구도 늘고 있다. 특히 복부 비만일 경우, 복부의 무게 때문에 체중이 앞으로 쏠려 허리뼈가 점점 앞으로 기울어지고 과도한 압력이 균형을 무너뜨려 척추를 무리하게 만들어 디스크를 유발하기도 한다.

그밖에도 척추 분리증, 척추 전방전위증, 척추 측만증, 강직성 척추염 등의 질환이나 드물게는 척추 종양, 척추 결핵 및 척수의 감염, 종양도 척추질환의 원인이 된다. 아울러 비뇨 생식기나 골반 내 장기 등 내부 장기의 병변에 의해 후복막이 자극을 받거나 혈관 대동맥·장골동맥의 폐쇄, 동맥류 등 혈관질환 때문에 신경이 눌리거나 변형되어 요통이 일어나기도 한다.

적당한 양의 술은 척추 주변 근육을 이완해주고 스트레스를 해소시켜주므로 척추 건강에 해롭지는 않다. 문제는 도를 지나친 만성적인 음주이다. 과도한 음주는 뼈에서 칼슘이 빠져나가게 해서 척추를 약하게 만들고 알코올 해독을 위해 단백질을 많이 사용하게 돼 근육과 인대로 갈 단백질이 부족해지게 된다. 알코올은 혈관 벽을 손상시키거나 콜레스테롤을 쌓이게 해서 척추에 혈액이 공급되는 것을 방해한다.

흡연 자체는 디스크를 일으키는 직접적인 원인은 아니다. 하지만 만성적인 흡연은 척추뼈의 원활한 혈액순환을 방해하며 잦은 기침으로 디스크 내의 압력이 상승되어 디스크를 악화시킨다. 담배 속 독성물질인 니코틴은 눌린 신경의 회복에도 악영향을 끼친다.

눈에 보이지 않지만 스트레스도 척추 건강을 위협하는 만만치 않은 원인이다. 분노, 좌절, 두려움 같은 부정적 감정들은 통증 악화에 특징적으로 나타나는 근육의 긴장을 유발한다. 화가 났을 때 목, 어깨, 등 주위의 근육이 뻣뻣해지는 것은 이 때문이며 만성 요통 환자의 일부는 우울증 환자인 경우가 많다.

많은 환자들이 요추(허리 척추)에 병이 있는데 왜 허리뿐만 아니라 다리가 더 아리고 저린 건지, 또 경추(목 척추)에 병이 있는데 목보다 어깨와 팔이 참을 수 없이 아픈 건지 묻는다. 이는 통증을 야기하는 신경의 뿌리가 요추이며, 경추이기 때문이다. 다리에 분포하는 감각 신경은 모두 허리에서 나온다. 그 신경이 나오는 부위가 허리에서 눌려 자극을 받으면 다리가 저리고 결리고 아리는 등 아픈 것처럼 느낀다. 그때 통증이 허리나 엉덩이에서 시작해서 다리로 뻗어나간다고

척추질환의 다양한 원인

원인	질환
척추뼈	척추 협착증, 척추 골절, 척추 결핵, 척추 감염, 척추 종양, 골다공증, 척추 분리증, 척추 전방전위증, 척추 측만증, 강직성 척추염
인대, 추간판	급성 및 만성 염좌, 추간판 내장증, 추간판탈출증, 불안정성 척추증, 후방관절의 병변, 천장관절 증후군
척수	척수의 감염 및 종양
내부 장기	비뇨 생식기나 골반 내 장기의 병변에 의한 후복막 자극
혈관	대동맥이나 장골동맥의 폐쇄, 동맥류, 박리성 동맥류
비만	척추 지지 불균형, 근육 약화
과음, 흡연	척추 뼈·근육의 약화, 척추 혈액순환 방해
스트레스	정서적 불안감, 우울증, 신경증, 화병

해서 방사통(放射痛, radicular pain) 또는 좌골신경통(坐骨神經痛)이라고 부른다.

경추질환도 마찬가지다. 어깨와 팔에 분포하는 감각신경은 경추에서 나오는데 그 신경이 눌리면 어깨와 팔까지 저리고 걸리는 방사통을 겪게 된다. 척추 통증의 전달자는 루시카 신경(recurrent nerve of Luschka)이다. 이 신경은 경막, 인대, 디스크의 섬유륜에 분포하며 척추 부위 및 팔 다리의 방사통을 전달한다.

위에서 살펴본 바와 같이 척추질환의 원인은 다양하다. 근육 약화로 인한 척추, 디스크, 인대의 문제이기도 하며 골절, 염증 등으로 야기되기도 하는데 특히 피할 수 없는 노화로 인한 퇴행성 척추질환은 어느 한곳의 문제가 아니라 복합적인 원인에 의해 일어날 가능성이 높다. 예컨대 골다공증이면서 척추관협착증이거나 척추관협착증이면서 디스크인 경우가 대부분이다. 이는 척추가 복합적으로 연결되는 부분이 많은데다가 척추질환 자체도 복합적인 양상을 띠기 때문이다. 그러므로 척추질환의 치료는 종합적인 방법으로 접근해야 한다.

척추질환의
대표적 질환은
디스크!

　　　　　　가랑비에 옷 젖듯이 작은 변화라도 반복되면 익숙해지고 점차 무뎌진다. 그렇게 척추의 경고를 방심하면 병이 된다. 전 국민의 80퍼센트가 평생 동안 한두 번은 경험하는 흔한 질병, 단순 요통(요추 염좌)도 그렇다. 대개 요통은 척추 근육을 과도하게 사용하거나 나쁜 자세를 반복하면 일어난다. 힘겹게 하늘을 떠받치고 살아야 했던 그리스 신화 속의 거인신 아틀라스처럼 척추는 무거운 상체를 지탱하고 있는데 특히 앉거나 구부린 자세에서 가장 힘을 많이 받는다. 이러한 자세가 지속되어 충격이 계속되면 근육에 무리가 와서 단순 요통이 일어난다.

　　이때 근육을 풀어주고 안정을 취하면 대개 증상은 사라진다. 꼼짝도 못하며 극심한 요통을 호소하던 사람들이 별다른 치료도 없이 며칠 쉬면 쉽게 회복하는 것도 이 때문이다. 그러나 이런 증상들은 척추에서 보내는 일종의 경고 신호이기 때문에 가볍게 여기면 큰 코 다칠 수 있다.

이른바 디스크라고 하는 추간판탈출증은 척추의 경고를 무시한 채 계속 척추에 부담을 준 결과물이다. 디스크 곧 추간판은 척추뼈 사이에 있는 일종의 쿠션으로 척추에 끊임없이 가해지는 충격을 흡수하는데 젤리처럼 말랑말랑한 수핵과 그것을 감싸고 있는 질긴 테의 섬유륜으로 이루어져 있다. 디스크의 구성물질은 프로테오글리칸(proteoglycan)과 콜라겐(collagen)으로, 프로테오글리칸은 물과 친해서 수분을 많이 함유하는데 나이가 들면서 프로테오글리칸 성분이 줄

디스크 탈출 과정

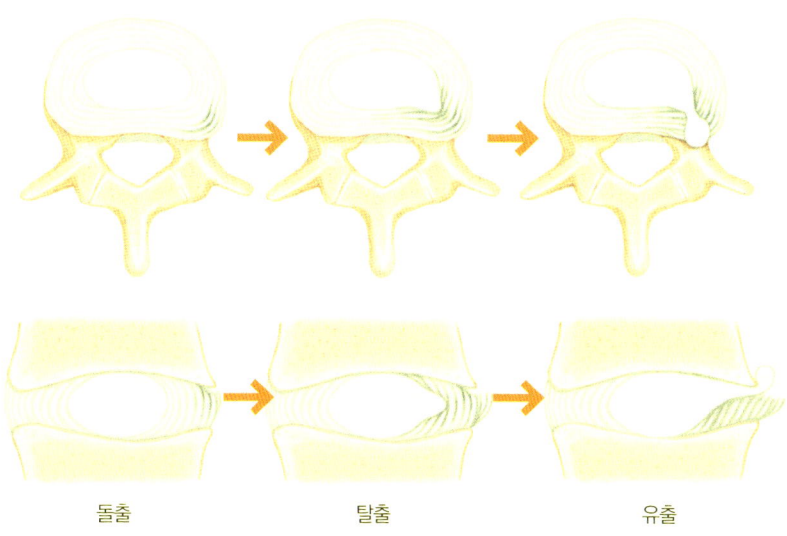

돌출   탈출   유출

어들면 수분함량도 낮아지고 디스크가 건조해져 줄어들고 콜라겐이 많아져 탄력이 떨어진다. 이렇게 탄력을 잃은 추간판은 변형되고 충격을 잘 흡수하지 못하게 된다. 탄력을 잃은 추간판은 MRI검사에서 검게 보이므로 검은 추간판 또는 블랙 디스크(black disc)라고 한다.

추간판탈출증은 디스크를 둘러싸고 있는 섬유륜이 반복적인 충격으로 미세 균열이 생기고 이를 통하여 수핵이 뒤로 빠져나오는 질환으로 목과 허리 부위에서 일어난다. 섬유륜 밖으로 빠져나온 수핵은 바로 뒤에 지나가는 척수 신경에 압박을 가해서 팔, 다리에 격심한 통증을 일으킨다. 디스크가 심한 경우에는 팔다리의 마비나 대소변 장애를 유발하기도 하며 탈출한 수핵의 위치에 따라서 심한 요통(요추)이나 목의 통증, 견갑통(경추) 등을 일으키기도 한다.

허리디스크

디스크는 20~40대 사이의 남성에게 많이 발생한다. 가장 흔하게 일어나는 부위는 요추부로 허리의 통증과 다리 쪽으로 뻗치는 방사통이 주된 증상이다. 이곳에서 신경이 눌리면 좌골신경으로 이어지고 다리의 바깥쪽을 통해서 엄지발가락 부위로 통증이나 저림증, 뜨거운 전류가 흐르는 듯한 저릿저릿한 증상이 생긴다. 따라서 대부분의 좌골신경통은 디스크에서 생긴다. 특징적 소견으로는 누워서 무릎을 뻗은

허리디스크의 통증

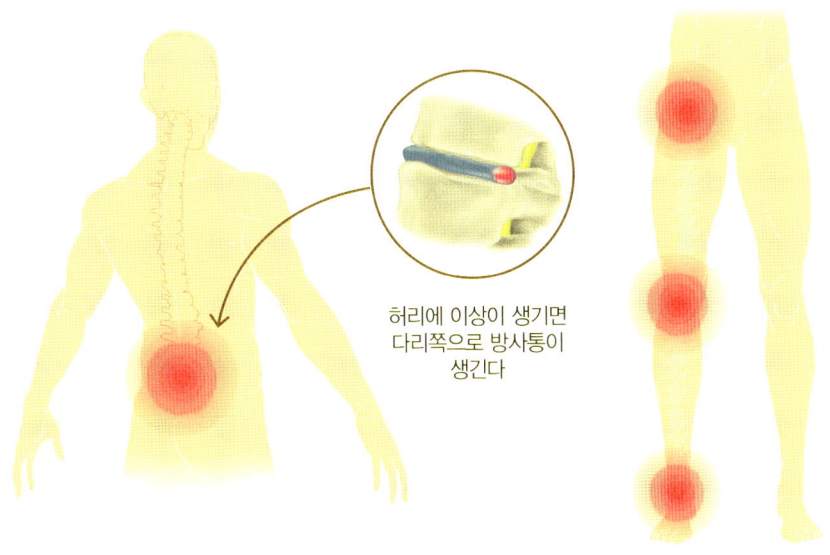

허리에 이상이 생기면 다리쪽으로 방사통이 생긴다

상태로 다리를 들어 올릴 때 허리 및 엉덩이에서 발끝으로 뻗쳐나가는 심한 통증이 있다. 한편, 같은 디스크이면서도 하지 방사통이 없이 허리에만 통증이 반복되는 경우도 많다. 이는 디스크의 성질이 변하거나 디스크 수핵을 둘러싸고 있는 섬유질이 망가져 요통이 생기는 디스크 내장증과 섬유륜의 파열이 동반되지 않은 채 손상된 인대가 추간판의 구조를 악화시키는 중심성 탈출증인 경우이다. 신경 압박이 없고 수핵 주변 섬유륜의 미세 파열만 있어 통증은 허리에만 나타나는 특징이 있다.

허리에 생긴 급성 디스크를 제때에 적절히 치료하지 않으면 만성 디스크나 척추관협착증 등으로 악화된다. 약해진 디스크가 우리 몸의

> **Check point** 허리디스크 환자의 주요 증상
>
> 1 허리-엉치-다리-발로 당기고 저리거나 뜨거운 전류가 흐르는 듯한 통증이 있다.
> 2 재채기, 기침, 또는 배변 시 통증이 더욱 심해진다.
> 3 누워서 쉬면 통증이 줄지만 활동을 하면 아파진다.
> 4 허리보다 다리가 더 아프다.
> 5 바닥에 누워서 무릎을 편 채 다리를 올렸을 때 다리를 들어올리기가 힘들거나 40~50도 정도 들어 올렸을 때 다리가 당기는 증상이 있다.

충격을 감당하지 못하고 척추의 후관절에 만성적인 부담을 주기 때문이다. 급성기에는 주로 하지에 심한 통증이나 요통이 발생하지만 만성 디스크가 되면 다리의 통증보다는 자세를 바꿀 때 허리에 심한 통증을 느끼게 된다. 척추관협착증이 심해지면 앉거나 누워 있을 때는 전혀 통증이 없다가도 서거나 걸으면 다리가 저리고 당겨서 오래 걷지 못하게 된다.

목디스크

7개의 목뼈 사이사이에도 디스크가 있어서 외부 충격을 흡수해 목을 보호해 주고 마음껏 이리 저리 돌리고 굽힐 수 있도록 해준다. 외상에 의해 수핵을 둘러싸고 있는 섬유륜에 균열이 생기면 그 틈으로 수핵이

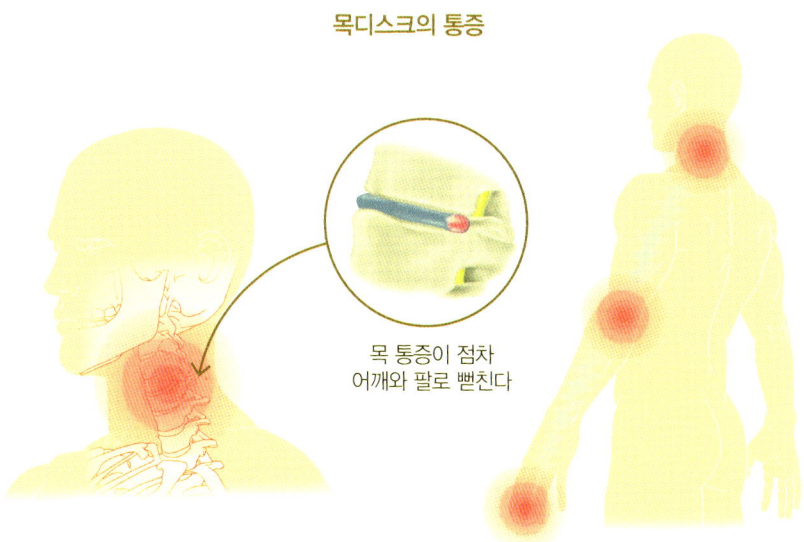

목디스크의 통증

목 통증이 점차 어깨와 팔로 뻗친다

빠져 나와 주위를 지나가는 신경다발이나 신경줄을 눌러 목디스크(경추 디스크)를 유발한다. 목디스크는 신경이 눌리는 부위와 정도에 따라 그 증상이 다양하다.

초기에는 목덜미가 뻣뻣하고 목 주위에 통증이 반복되고 압박감에 시달린다. 이후 서서히 통증이 어깨와 팔로 뻗쳐서 당기고 저린 증세가 손가락 끝까지 미치기도 한다. 대개 증상은 한쪽으로 치우치지만 양쪽 팔에 나타나는 경우도 적지 않다. 반면, 목의 불편함은 전혀 느낄 수 없고 어깨와 팔에만 증상이 나타나거나 앞가슴이나 옆구리의 통증, 두통과 어지러움증, 청각 및 시각 이상이 동반되기도 한다.

이처럼 목디스크 증상은 다양하게 나타나기 때문에, 환자 중에는 마사지숍을 다니거나 어깨 치료, 두통 치료, 심지어는 이비인후과 치료까지 받다가 필자를 찾아오는 사람이 적잖이 있다. 따라서 별다른 이유 없이 다양한 불편이 있는 경우는 한번쯤 목디스크를 의심해 봐야 한다. 신경이 심하게 눌린 경우는 팔을 들어올리기조차 힘들어지고 수저나 펜을 놓칠 정도로 마비가 진행되기도 한다. 손이 저리거나 힘이 빠져서 글씨를 쓰기 힘들고 가벼운 물건조차 들기 힘든 증상이 1~2주 이상 이어진다면 병원을 찾아 목디스크 여부를 검진 받도록 한다. 차일피일 미루다가 만성화되면 체중이 줄어들고 다리로 내려가는 신경까지 압박하여 걷기 힘들어지고 배설 기능장애를 동반하기도 한다.

경추 또는 요추 중에서 한 군데라도 디스크가 있는 사람은 다른 부위에도 디스크가 있을 가능성이 크다. 신체가 받는 하중을 분산하고 수용하기 위해 S자 곡선을 취하고 있는 척추는 허리 또는 목에서 디스크가 생길 경우 다른 쪽에서 그 변형을 보상하기 위한 작용이 일어나 새로운 형태의 척추 모양을 만든다. 마치 도미노처럼 특정 디스크의 이상은 경추와 요추에 국한하지 않고 다른 부위의 디스크까지 정상 위치에서 밀려나오게 만드는 것이다. 목과 허리의 디스크를 방치하지 말아야 할 또 하나의 이유는 이처럼 호미로 막아도 될 것을 가래로 막게 되는 불상사를 초래한다는 것이다. 무엇이든 마찬가지이지만 치료는 때를 놓치면 안 된다.

> **Check point** **목디스크 환자의 주요 증상**
>
> 1 뒷목이나 어깨, 팔에 통증이 있다.
> 2 글씨를 쓰거나 물건을 쥘 때 쥐는 힘이 약하거나 손가락에 부분적인 감각 이상이 생긴다.
> 3 팔이나 손이 저리고 칼로 베는 듯한 통증이 있으며 팔 전체가 아닌 한쪽 팔의 특정 부위에만 저린 증상이 나타난다.
> 4 팔 다리에 힘이 없어 계단을 오르내릴 때 팔 다리가 휘청거린다.
> 5 팔을 양쪽으로 벌린 상태에서 머리를 눌러보거나 머리를 누른 후 좌우로 고개를 돌렸을 때 통증이 심하다.
> 6 손놀림, 걸음걸이가 둔해져 주위에서 중풍 증상의 의심을 받기도 한다.

목디스크와 **허리디스크의** 차이

디스크 환자를 만나다보면 허리디스크 환자보다 목디스크 환자들이 시술 또는 수술에 대한 걱정과 두려움이 훨씬 크다는 것을 알 수 있다. 목에 있는 경동맥과 중추신경계가 생명과 직결되어 있는데다가 식도, 기관지, 성대 등 중요한 기관이 잘못되지는 않을까 하는 걱정 때문일 터이다. 그중 압도적인 것이 목디스크로 전신 마비가 올 수 있다는 두려움이다.

목디스크 환자들의 두려움에는 일리가 있다. 경추는 온몸으로 뻗어나가는 신경 다발이 있는 중요한 부위이다. 허리디스크는 완전히 신경이 눌리는 극히 드문 경우를 제외하곤 하반신 마비가 오지 않는다. 그에 비해 목디스크는 적절한 치료가 이루어지지 않거나 치료 시기를 놓치면 하반신 마비 심지어 전신 마비 등의 치명적인 위험이 따른다.

허리디스크가 말초신경을 누르는 데 비해 목디스크는 말초신경뿐만 아니라 중추신경인 척수까지 누르는 까닭이다.

게다가 재생이 가능한 말초신경에 비해 중추신경은 한번 손상되면 회복이 거의 불가능하다. 양쪽 팔다리의 감각과 운동을 조절하는 중추신경인 척수가 손상되면 목 아래에 있는 감각신경과 운동신경에 영향을 준다. 척수는 이처럼 중요한 기능을 하는데도 조직이 약해서 가벼운 압박에도 손상되기 쉽다. 디스크가 척수를 살짝 누르기만 해도 하반신 허약감, 감각 이상, 하반신 부분 마비가 생길 수 있다. 나아가 심하게 튀어나온 디스크가 척수를 누르면 걷는데 어려움을 겪고 대소변 장애, 사지마비 등으로 걷잡을 수 없이 악화될 수 있다. 그 정도가 심하면 호흡에 매우 중요한 역할을 하는 횡경막 신경을 마비시켜 사망에까지 이르게 한다.

목디스크는 허리디스크에 비해 큰 두려움과 부담감을 주긴 하지만 그렇다고 해서 치료법이 더 까다롭고 어려운 것은 아니다. 사실은 그 반대라고 해도 지나치지 않다. 목디스크는 그 크기가 허리디스크의 4분의 1정도로 작다는 것을 제외하면 경추뼈 사이에서 완충 작용을 하는 기능은 요추디스크와 똑같은데다가 오히려 피부 절개 후 경추까지 접근하기도 허리보다 쉽다. 또한, 목주름을 이용해 1cm정도 작게 절개하므로 시술 및 회복 기간에 대한 부담도 적다. 또, 허리디스크보다 하중도 덜 받아 회복 기간은 상대적으로 빠른 편이다. 결론적으로 말해서 가장 걱정해야 할 것은 치료의 두려움보다 조기에 적극적으로 치료하는 것이다.

　허리디스크는 허리 및 다리로 뻗치는 통증을 초래하는 반면, 팔과 어깨로는 통증이 이어지지 않는다. 그러나 목디스크는 목, 어깨, 팔은 물론이고 다리의 통증까지 야기하기도 한다. 경추에 온몸으로 뻗어가는 신경다발이 있기 때문인데, 빠져나온 목디스크가 신경관을 눌러 팔, 다리로 이어지는 신경을 손상시키면 팔이 아닌 다리에 통증이 나타날 수도 있다. 바로 목디스크에 의한 척수병이다. 척수병은 처음에는 별다른 증상이 없거나 목이 뻣뻣한 정도의 느낌만 감지된다. 그러나 적절한 치료가 이루어지지 않으면 허리, 팔, 다리까지 이상이 나타난다. 목이나 어깨에 통증이 별로 없더라도 걷는 것이 불편하고 팔다리에 힘이 빠진다면 허리디스크가 아닌 척수병을 동반한 목디스크를 의심하고 병원에서 정확한 진단과 치료를 받아야 한다.

　허리디스크는 무거운 짐을 나르는 등의 허리에 압력을 주는 직업을 가진 사람들과 밀접한 관련이 있다. 이에 비해 목디스크는 하는 일과 별 상관없이 주로 중년기 이후에 발생하는 퇴행적 양상을 보인다. 중년이 되면 대다수의 사람들이 목 주위가 굳어 뻣뻣하고 어깨 통증을 느끼기 시작하는 데 이것은 경추의 퇴행성 변화에 따른 증상이다. 목디스크는 허리디스크와 다르게 수핵의 직접적인 탈출보다는 노화의 과정에서 척추뼈에 생기는 골극에 의한 경우가 많다. 골극은 노화에 따라 척추에서 뼈가 증식하는 것이다. 중년 이후 대부분의 목디스크는 이처럼 증식한 뼈에 의해 신경이 눌려 발생한다. 실제로 50대 전후에 많이 발병한다 하여 오십견이라 불리는 극심한 어깨 통증의 근본 원인은 목뼈의 퇴행변화에 따른 것이다. 목디스크에 의해 팔 위쪽 신경이 직접 압박을 당하면 팔을 따라 통증이나 저림 증상이 생긴다.

목디스크는 노화에 의한 퇴행성 질환의 성격이 강하지만 최근에는 20~30대 젊은이나 청소년에게도 발병률이 점점 높아지고 있다. 요추, 경추를 막론하고 척추질환을 악화시키는 가장 큰 요인은 잘못된 자세인데 컴퓨터 앞에서 장시간 근무하거나 스마트폰, 태블릿PC, 노트북 등을 끼고 사는 생활 패턴은 목 근육을 계속 긴장한 상태로 만들어 목뼈의 퇴행을 앞당기는 것이다.

Check point 허리디스크와 목디스크의 차이

	허리디스크	목디스크
증상	말초신경을 압박하지만 하반신 마비가 거의 일어나지 않는다.	중추신경을 압박하여 전신 마비 등 치명적 위험이 따른다.
통증	허리, 엉치, 다리 등 하반신에 통증을 일으킨다.	목, 어깨, 팔은 물론 다리 통증까지 일으킨다.
발병 시기	주로 젊은 나이부터 생긴다.	주로 중년 이후에 발생한다.

디스크와 혼동하는
척추관협착증, 추간관절증후군, 강직성 척추염

척추질환이라고 하면 으레 젊은층의 허리디스크를 먼저 떠올릴 때가 있었지만 장수 시대인 요즘은 퇴행성 척추질환인 척추관협착증 환자가 꾸준히 늘고 있다. 척추관협착증은 여러 가지 원인으로 인해 척추관이 좁아지는 질환으로, 40대에 처음 발병하여 50~60대에 또다시 발병하는 확률이 높고 고령층이 증가하면서 환자수도 눈에 띄게 증가하고 있다. 통계청에 따르면 2007년 55만 9천여 명이던 환자수가 2011년 100만 3천 명으로 4년 전보다 무려 79퍼센트나 급증했다.

척추관협착증

척추관협착증은 뇌부터 팔다리까지 신경이 지나가는 통로인 척추관의 퇴행이 진행되면서 척추관을 구성하는 후관절 돌기, 추궁, 인대 등이 비정상적으로 두꺼워지는 질환이다. 그로 인해 척추관 전후, 좌우 사방이 점점 좁아져서 신경을 압박하고 혈액순환을 나쁘게 만들어 환자가 통증과 저림 증상을 겪게 된다. 마치 오래된 수도관 안이 녹슬어 막히면 물이 잘 흐르지 않는 것과 같이 퇴행성 변화에 따라 척추관이 좁아져서 다리로 신경의 흐름이 제대로 이루어지지 못해 발생하는 것이다.

척추관협착증

신경근

덧자란 뼈, 두꺼워진 인대가
척추관을 좁혀 신경을 압박한다

환자는 허리를 펴거나 걸을 때 통증을 느낀다. 엉치, 허벅지, 종아리, 발까지 통증이 뻗쳐 저리거나 아프고 당기는 증상이 나타나는데 이 때문에 오래 걷기도 힘들다. 걷다가 앉아서 쉬면 통증이 줄고 걷게 되면 통증이 다시 나타나기도 하며 다리가 심하게 저리거나 종아리가 터질 듯이 아파서 조금만 걸어도 고통을 호소하는 환자도 있다. 또한 일부 환자들은 특히 밤에 종아리 부위의 통증이나 불면증, 배뇨장애를 겪기도 한다.

척추관협착증은 허리디스크와 증상이 비슷해서 혼동하는 경우도 있지만 이 둘은 엄연히 발병 원인이 다르다. 허리디스크는 디스크가 탈출해 신경을 압박하는 것이고 척추관협착증은 노화에 의해 척추관이 좁아져 신경을 압박하는 경우이다. 척추관협착증의 대표적인 증상은 허리를 뒤로 젖히면 통증이 심해지고, 앞으로 숙이면 통증이 줄어드는 것인데, 좁아진 신경관이 허리를 숙일 때는 넓어지고 일어서면 좁아지기 때문이다. 오히려 편안함을 느끼기 때문에 본인도 모르는 사이에 이른바 꼬부랑 할머니 할아버지처럼 구부정한 자세를 취하게 된다. 한편, 디스크인 경우는 바로 누워 무릎을 편 자세로 다리를 들면 엉덩이부터 허벅지 뒤쪽이나 발목 쪽이 아프거나 당긴다. 양쪽 다리를 들어 올릴 수 있는 각도가 서로 차이가 나는 경우도 많다. 반면, 척추관협착증인 경우는 다리를 쉽게 들어 올릴 수 있고 제한이 있더라도 가벼운 경우가 많다.

허리디스크와 척추관협착증은 이처럼 다른 병이지만 밀접한 관련을 맺고 있다. 노화에 따라 디스크는 수분 함량이 줄어들면서 크기가 작아지게 되고 척추뼈 사이의 간격은 좁아진다. 그에 대한 보상 작용으로 척추 관절에서 작은 뼈조각이 생성되어 그 안에 든 척추관이 좁아지거나 막혀서 신경을 압박하게 된다. 또한, 디스크가 쪼그라드는 등 망가지게 되면 체중을 공동으로 분산하고 지탱해야 할 근육과 인대에도 무리가 생긴다. 아울러 척추 뒤쪽을 유연하게 지탱하는 후관절에도 악영향을 미쳐 허리를 뒤로 젖힐 때 통증이 오는 후관절통을 유발할 수 있다. 후관절 연골이 닳으면 뼈 사이의 이음새가 약해져서 척추가 흔들리는 척추불안정증, 척추가 앞으로 쏠리는 전방전위증으로 악화되며 결국 신경으로 가는 혈관이 좁아져 협착증이 된다. 때문에 보행장애는 물론이고 배변장애 등 신경 마비 증상이 나타날 수 있는데 이를 뇌졸중(중풍)이나 파킨슨병 등 퇴행성 뇌질환으로 잘못 판단해서

척추관협착증 진행과정

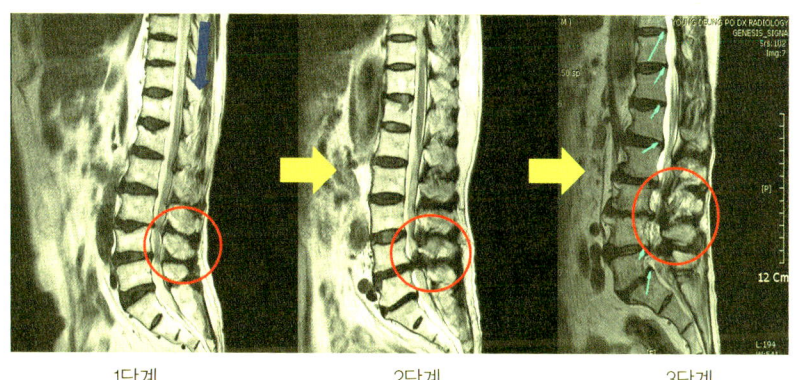

1단계　　　　　2단계　　　　　3단계

척추질환과 관련 없는 치료를 받다가 병을 키울 수가 있으므로 설부른 자가판단을 하지 말아야 한다.

　척추관협착증은 퇴행성 질환이지만 최근 전 세대에 걸쳐 증가하고 있다. 건강보험심사평가원에 따르면 20~30대 젊은층에서 척추관협착증 환자가 매년 5퍼센트씩 증가해 이제는 더이상 노인만의 병이라고 할 수 없게 되었다. 그 까닭은 각종 IT기기 사용의 일상화로 인해 많은 젊은이들이 운동부족과 잘못된 자세에 노출되어 있기 때문으로 보인다.

추간관절증후군

허리디스크로 잘못 알기 쉬운 또 하나의 질환이 추간관절증후군이다. 요통이 주증상인 이 질환은 척추 주변 부위를 누르면 통증이 느껴지고 허리를 돌리거나 비틀 때도 통증이 발생한다. 활동하면 통증이 감소하고 허리를 뒤로 젖히거나 앉아 있으면 심해진다. 아침에 잠자리에서 일어났을 때 허리가 뻣뻣한 통증이 있지만 움직이면 증상이 덜하며, 드물게 발까지 뻗치는 방사성 통증이 있어도 허리디스크와는 달리 발가락의 지각장애나 힘이 빠지는 증상은 일어나지 않는다.

　추간관절증후군은 관절 자체의 퇴행성 변화 및 외부의 충격 등으로 추간판이 변성하면서 일어난다. 추간관절은 척추에 형성되어 있는데

이 척추 추간관절에 변화가 생겨 맞물림이 틀어지거나 관절낭이 좁아지는 등의 변화가 생겨 관절 주변의 감각신경을 압박하여 통증을 일으키는 것이다. 대부분의 경우 추간관절증후군은 MRI 및 MRI촬영 같은 정밀검사에서도 진단이 잘 이루어지지 않는다. 때문에 환자는 여러 병원을 돌아다니며 다양한 치료를 받지만 만족스런 효과를 보지도 못하는 경우가 허다하고 간혹 꾀병환자로 오해를 받기도 한다. 추간관절증후군의 임상증상을 보이는 환자를 가장 정확하게 진단하는 방법은 추간관절 내에 주사요법이며 1~2일 안에 통증이 사라지는 것을 통해 확진이 이루어진다.

강직성 척추염

요통과 함께 근육이 뻐근한 증세로 시작하는 강직성 척추염 또한 허리디스크로 오인받기 쉬운 질환이다. 강직성에서 강직은 '뻣뻣해짐' 또는 '굳는 것'을 의미하고 척추염은 말 그대로 '척추에 염증이 생기는 것'이다. 여기서 염증은 통증, 부종, 뻣뻣한 느낌, 빨갛게 붓는 증상이 나타나는 일반적인 현상을 통틀어 칭한다. 강직성 척추염은 활동하면 통증이 나아지는 경향이 있어 많은 환자들이 운동이 부족해 통증이 발생했다고 생각하여 운동요법에만 집중하는 경우도 적지 않다.

젊은 남성들에게 잘 나타나는 강직성 척추염은 대표적인 류마티스

질환 중 하나로 단지 관절의 문제가 아닌 전신성 염증 질환이다. 뼈와 뼈 사이를 연결해주는 인대에 만성 염증이 생기면서 발생하는데 그 근본적인 원인이 아직 확실하게 밝혀진 것은 아니지만 대다수가 유전병의 양상을 보인다. 20~30대 연령에서 나타나지만 빠르면 10대 후반에도 발병이 시작된다. 고관절부터 염증이 시작해 허리, 목까지 퍼지며 척추 전반에 걸쳐 관절이 굽고 굳어진다. 결국 움직이는데 심각한 장애가 생기며 눈, 폐, 소화기 등의 장기에도 염증을 일으킨다.

강직성 척추염은 아침 기상 후 앉아서 쉬고 있을 때에 허리 통증이 가장 심하며 활동을 하면 나아지는 특징이 있다. 이에 비해 허리디스크는 처음에 허리만 아프다가 방치하면 허리를 굽히기 힘들고 찌릿찌릿한 통증이 다리와 발로 뻗친다. 좀 쉬면 통증이 덜하고 활동을 하거나 운동을 하면 더 심해지는 경향이 있다. 초기 허리디스크는 휴식, 물리치료, 운동요법만으로도 치료가 가능하다. 그에 비해 강직성 척추염은 초기라도 약물치료를 하며 염증 조절을 시작하는 것이 중요하다. 그 뒤 운동 및 생활요법이 병행되도록 한다.

Part 5

척추질환을 물리치고 바른 몸 만드는 건강 비법

자세를 바르게 하면
두 번 다시
고통받지 않는다

교통사고나 낙상 같은 급작스런 사고로 일어나는 골절, 유전 등을 제외하고 대부분의 척추질환은 잘못된 자세와 운동 부족, 비만 등 올바르지 못한 생활습관이 오랜 세월 축적된 후천적 결과이다. 무시하고 지나친 작은 구멍이 거대한 댐을 무너뜨리거나 차일피일 방치해둔 깨진 유리창으로 도둑이 들듯이, 오랫동안 쌓이고 쌓인 나쁜 생활습관과 잘못된 자세로 뼈는 균형을 잃고 어긋나며 디스크는 변형과 퇴화가 촉진되어 신경이 눌리거나 신경관이 좁아진다. 척추질환이 야기하는 통증은 갑작스럽게 느껴지지만 알고 보면 그 시작은 오래된 것이다. 맛집에는 비법이 있을지 몰라도 척추질환을 예방하는 데는 비법이 없다. 오직 올바른 자세와 적절한 생활습관이라는 정도(正道)만이 있을 뿐이다.

대나무처럼 곧게!

일상생활에서 허리를 곧게 펴는 바른 자세를 습관화해야 한다. 구부정하게 서고 앉고 걷는 습관은 척추를 무너뜨린다고 해도 지나친 말이 아니다. 구부정한 자세를 취하면 흉부 근육과 복부 근육에 과도한 부담과 긴장을 주며 척추체 변형을 촉진한다. 곧게 뻗은 대나무처럼 바른 자세를 취하도록 한다.

바르게 서기

허리를 곧게 쭉 펴고 서 있는 것이 좋다. 척추의 바른 자세란 척추의 피로를 가장 낮추면서 근육을 이완된 상태로 유지하는 것이다. 따라서 척추에 좋다고 하더라도 한 가지 자세만 유지하는 것은 바람직하지 못하며 때때로 자세를 바꿔주는 것이 중요하다. 한자리에 오랫동안 서 있을 때는 몸무게의 중심을 수시로 왼쪽이나 오른쪽으로 번갈아 옮긴다.

바르게 앉기

우리나라의 좌식문화는 척추 건강에 바람직하지 않다. 앉았다가 일어서기, 쭈그려 앉기, 양반다리 하고 앉기 등은 허리에 무리를 주기 십상이다. 특히 양반다리 자세가 습관이 되면 골반이 뒤로 빠지면서 요추의 굴곡이 사라지는 일자 허리를 만들기 쉽다. 완만한 S자 곡선을 이루는 요추가 일자가 되면 주변 허리 근육과 인대에 긴장을 일으켜 척추 전반에 걸리는 부하를 허리 아랫부분에 집중시키고 요통을 일으킨다. 심할 경우에는 퇴행성 허리디스크나 척추관협착증으로 이어진다.

허리를 반듯하게 펴고 15도 정도의 높이로 하늘을 보는 듯 목을 들고 앉는다. 양반다리를 하고 앉을 때는 방석을 이용해 무릎보다 골반을 최대한 높여서 앉고 정수리가 천장을 향하도록 척추를 곧게 세운다. 또, 양반다리 자세로만 오래 앉아있지 말고 무릎을 꿇고 허리를 세워 앉거나 다리를 펴고 앉는 등 자세에 변화를 주는 것이 좋다.

등과 허리를 등받이에 대면 디스크 내부의 압력이 감소되는데 특히 130도 기울기의 등받이를 가진 안락의자는 무려 50퍼센트나 떨어진다. 의자에 앉을 때는 엉덩이를 의자 깊숙이 밀어넣고 등받이에 등 전체를 대고 앉으며 허리와 상체를 반듯하게 펴고 앉는다. 허리 부분을 곧게 세우거나 뒤로 살짝 굽힌 상태가 바람직하며 허리에 작은 쿠션 같은 것을 대고 앉으면 좋다. 발바닥에 10~15cm 높이의 받침대를 대고 무릎은 90도로 세워준다. 무릎은 엉덩이보다 약간 높게 하는 것이 허리에 좋다. 의자 등받이는 푹신한 것보다는 딱딱한 것이 좋고 회전의자나 바퀴가 달린 의자는 척추 긴장을 유발하므로 피하고 다리를 번갈아 다른 다리에 얹어놓는 것도 좋다. 한쪽 턱을 괴고 앉으면 얼굴을 비롯한 상체가 한쪽으로 힘을 받아 비대칭이 되므로 주의한다.

바르게 걷기

척추 건강을 위해서 바르게 걷는 방법을 익혀보자. 목을 바로 세우고 턱은 살짝 당기며 어깨와 팔은 힘을 빼고 자연스럽게 내리며 시선은 10~15m 전방을 주시하고 발뒤꿈치와 발바닥, 발앞꿈치의 순서로 지면에 닿게 한다. 귀에서 시작되는 수직선이 전체적으로 무게중심과 허리, 다리를 지나 복사뼈 위로 이어지도록 한다. 걸을 때 신발도 잘 선택해야 한다. 너무 높은 신발은 척추전만증 발병 확률을 높이고 너무 낮은 신발을 신고 걸으면 체중의 세 배, 달릴 때에는 열 배 정도의 충격이 관절에 전달돼 디스크를 악화시킬 수 있다. 적절한 굽 높이는 (발 길이 - 발가락 길이) × 0.176이다. 곧 발길이 270mm, 발가락 길이 40mm인 사람에게 적합한 신발 굽 높이는 약 4㎝이다.

고양이처럼 조심스럽게!

마음은 늙지 않는다. 이것이 정신 건강에는 이로울 수 있으나 척추 건강에는 좋지 않다. 디스크의 퇴행은 이미 20대 초반부터 시작하는데도 불구하고 40~50대 중년이 젊은 기분에 척추를 혹사하거나 함부로 다루다가 병원을 찾는 일이 많다. 허리나 목의 통증을 호소하며 병원을 찾는 환자 중에는 건장한 운동선수도 종종 있다. 아무리 단련된 사람이라도 너무 무리하거나 순간적인 부주의로 인해 환자가 된다는 점을 기억할 필요가 있다.

똑바로 서 있을 때 척추에 실리는 무게를 100kg이라고 하면 똑바로 누우면 25kg, 옆으로 누우면 75kg, 서서 허리를 약간 숙일 때는 125kg의 무게가 허리에 실린다. 의자에 반듯이 앉을 때는 140kg, 의자에 구부정하게 앉아 있을 때 185kg로 1.8배 정도 척추에 무리가 더 많이 갈 수 있다. 따라서 짐을 옮기기 위해 선 채로 허리를 숙여 물건을 든다면 척추에 무리가 오고 척추 건강을 악화시킬 수 있다. 다리에 체중을 분산시키며 조심스럽고 유연하게 움직이는 자세를 갖출 필요가 있다.

바르게 들기

물건을 들어 올리는 자세는 허리 손상 원인의 대부분을 차지할 정도이므로 주의를 기울여 바른 자세를 익히는 것이 중요하다. 허리는 앉아서 물건을 들 때 가장 많은 하중을 받는데 똑바로 서 있을 때보다 2.7배나 높다. 때문에 무거운 물건을 들 때는 반드시 다리를 구부려 허리에 전달되는 하중을 줄여주는 것이 중요하다. 무거운 짐은 한꺼번에 들지 말고 가급적 나누어 들고, 물건을 들 때는 먼저 무릎을 굽혀 몸 가까이에서 물건을 잡고 무릎을 펴서 일어난다. 이때 물건을 허리 높이 이상으로 들지 않도록 한다. 들어 올린 물건은 가능한 한 몸쪽에 붙여서 운반한다. 허리에 힘을 주어 물건을 번쩍번쩍 들어 올리는 것은 금물이다. 허리를 옆으로 돌린 채 앞으로 숙이거나 비트는 자세는 허리 통증을 일으키는 나쁜 자세이다. 이미 디스크가 진행되었다면 물건을 들어 올리는 일은 피한다.

바르게 일어서기

갑자기 일어나면 인대와 근육을 삐끗하기 쉽고 디스크에도 무리가 간다. 단번에 일어나지 않도록 하며 의자 끝에 나와 앉았다가 일어나는 습관을 들이는 것이 좋다. 의자에 앉아서 바닥에 떨어진 물건을 줍거나, 책상 아래 서랍을 열 때는 의자에서 내려와 앉는 자세를 먼저 취하면서 허리를 굽힌다.

바르게 씻기

세수를 할 때는 세면대 앞뒤로 다리를 벌려 앞으로 쏠린 상체의 무게를 앞쪽 발에 실어야 허리에 무리가 적게 간다. 이때 앞쪽 무릎은 세면대의 높이에 맞춰 살짝 굽힌다. 목욕을 할 때는 맨바닥에 앉지 말고 의자를 사용한다. 머리를 감을 때는 가능하면 허리를 숙이지 말고 샤워기를 이용한다. 샤워를 할 때는 물이 나오는 반대 방향으로 서서 고개를 뒤로 젖힌다.

바르게 운전하기

운전할 때는 등을 등받이 전체에 닿게 하고 의자를 앞으로 당겨서 무릎을 엉덩이보다 높게 한다. 등받이의 각도는 90~110도 정도를 유지하는 것이 바람직하다. 아울러, 운전석의 머리 받침대를 알맞게 조정하여 목 손상을 예방한다. 30분 간격으로 허리를 쉬어주는 것이 좋다. 고속도로 운전 등으로 휴식이 여의치 않더라도 최소한 2시간에 한 번은 차에서 내려 허리를 펴주도록 한다.

오뚝이처럼 균형 있게!

오뚝이는 한쪽으로 기울이거나 넘어뜨려도 놀라운 회복력으로 일어나 균형 있게 바로 선다. 척추도 이처럼 좌우의 균형이 맞아야 좋다. 어깨나 골반이 기울어지거나 한쪽 가슴이나 엉덩이가 반대쪽에 비해 튀어나오는 등 좌우대칭이 무너지면 척추질환은 물론이고 심장, 폐 등 주요 장기의 기능저하가 동반될 수 있다.

내 척추가 얼마나 균형을 이루고 있는지 간단히 점검해보는 방법은 다음과 같다. 먼저 거울에 세로로 선을 그어놓고 몸의 중앙에 맞춰 선 뒤 양쪽 눈썹, 어깨, 골반의 높이가 같은지 살펴본다. 또 누워서 살짝 고개를 들었을 때 발끝이 이루는 각도가 대칭인지, 무릎을 세웠을 때 높이가 같은지도 살펴볼 수 있다. 비대칭이 심하다면 치료를 받거나 적절한 운동과 스트레칭으로 교정해 나간다.

바르게 균형 잡기

한쪽으로만 가방을 메거나 물건을 들면 몸이 비대칭으로 변형된다. 가방은 양쪽으로 번갈아가며 메고 짐은 양손에 균형 있게 나눠서 든다. 뒷주머니에 지갑을 넣고 앉는 경우 몸무게가 한쪽으로 쏠리면서 골반이 뒤틀려 다리길이가 달라지므로 주의한다.

바르게 잠자기

잠자는 자세는 본인이 편한 것이 좋지만 엎드려 자는 습관은 허리에 부담이 되므로 피한다. 엎드려서 자면 엉덩이와 등뼈가 위쪽으로 솟아오르게 되고 허리가 낮아지기 때문에 허리에 압박을 가할 수 있다. 누운 자세에서 무릎 밑에 베개나 이불 같은 것을 받쳐 고관절과 무릎관절이 굽혀지도록 하는 것이 바람직하다. 많은 사람들이 딱딱한 침대나 바닥이 허리에 좋다고 알고 있으나 사실은 적당히 쿠션이 있는 것이 척추의 곡선을 자연스럽게 받쳐주므로 바람직하다. 매트리스나 요는 너무 좁고 푹신한 것은 좋지 않다. 특히 푹신하고 좁은 소파에서 자는 것은 허리에 많은 무리를 줄 수 있으므로 주의한다.

대나무처럼 바르고 곧은 자세 만들기

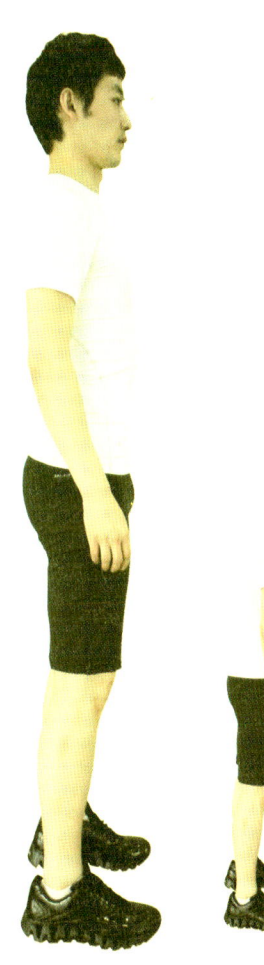
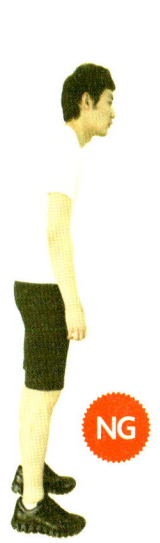
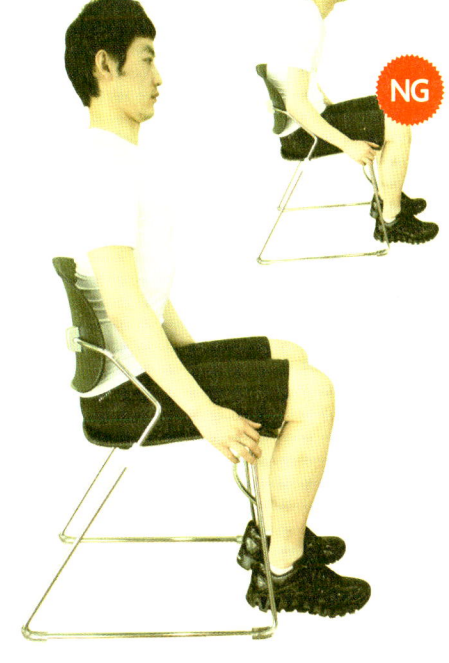

바르게 서기
허리를 곧게 쭉 펴고 서서 머리와 어깨, 골반이 일직선이 되도록 해야 한다.

바르게 앉기
엉덩이를 의자 깊숙이 밀어넣고 등받이에 등 전체를 대고 앉으며 허리와 상체를 반듯하게 펴고 앉는다.

바르게 눕기

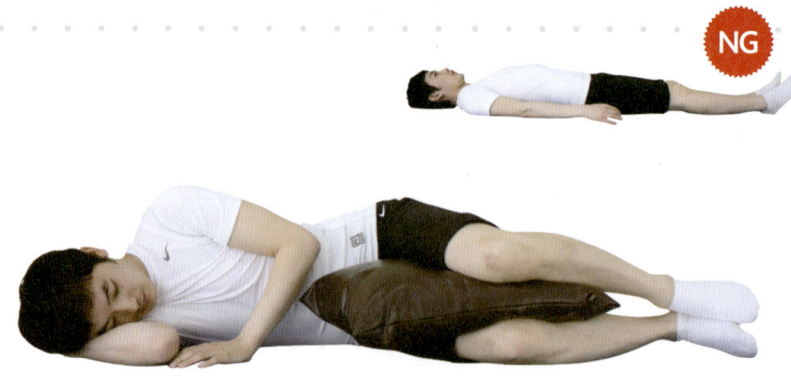

반듯하게 눕는 것보다 다리 사이에 베개를 끼고 옆으로 누워 있는다.

반듯하게 눕는 것보다 다리를 높게 하여 누워 있어야 하며, 베개의 높이는 너무 높지 않는 것이 좋다.

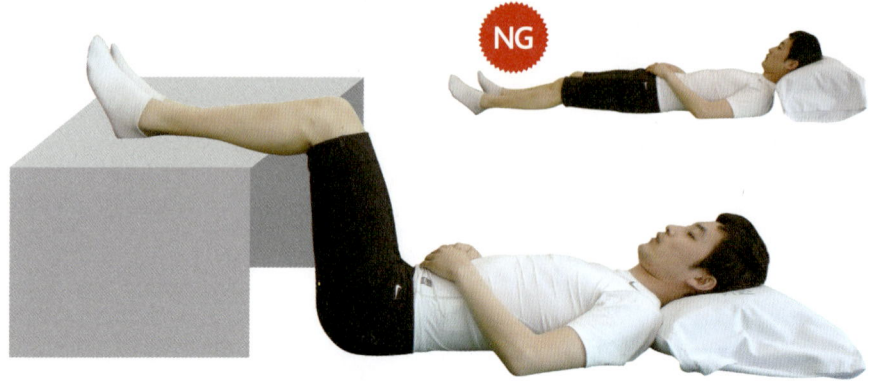

바르게 들기

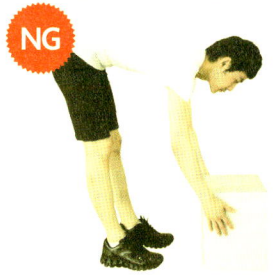
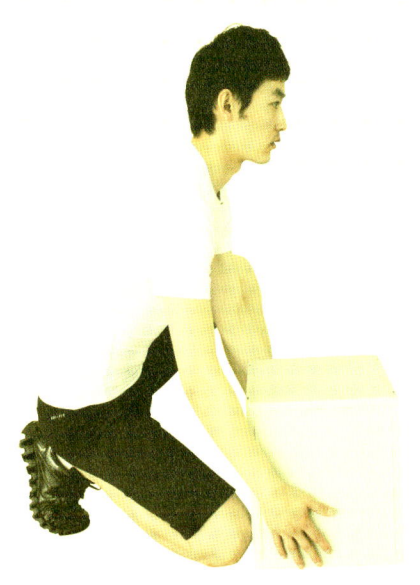

바닥에 있는 물건을 들어 올릴 때는 앉아서 무게중심을 낮춘 다음 들어 올린다.

물건 운반하기

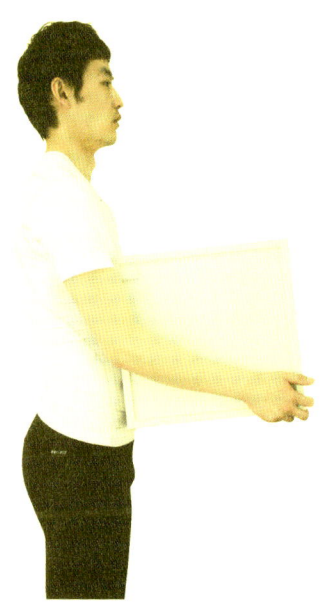
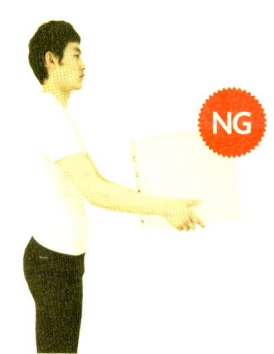

물건을 안아서 몸에 최대한 붙여서 들고 이동한다.

평소에 생활습관을 교정하면 척추가 건강해진다

월요일만 되면 일상에 적응하기 힘들고 무력감에 빠지는 정신적인 증상인 '월요병'은 척추에도 나타난다. 주말에 푹 쉬었는데 오히려 몸이 축축 처지고 목, 어깨, 허리 등이 뻐근하고 통증이 나타나는 이른바 '척추월요병'에 시달리는 사람들이 적지 않다.

척추는 이완과 수축이 균형있게 이루어져야 한다. 알맞은 휴식은 긴장된 근육을 이완하는 효과가 있다. 그러나 지나치면 모자란 것보다 못하듯이 적절한 운동을 배제한 과도한 휴식은 좋지 않다. 더욱이 휴식을 취한다고 잘못된 자세를 유지하며 TV를 오랫동안 보거나 소파에서 오랫동안 낮잠을 자는 등 몸을 움직이지 않으면 이완은 커녕 도리어 척추가 굳고 통증을 유발할 수 있다. 쉬더라도 1시간에 한 번씩은 자리에서 일어나 가벼운 스트레칭이나 가벼운 운동으로 몸을 풀어주어야 한다.

척추월요병을 예방하는 니트 운동

바쁜 현대인들이 척추 건강을 위해 활용할 수 있는 것이 바로 '니트(NEAT) 운동법'이다. 다이어트 방법으로도 각광받고 있는 이 운동법은 '비 활동성 열 생성(Non-Exercise AMRIivity Thermogenesis) 운동'의 약자로, 따로 시간을 내서 운동을 하는 대신 일상생활에서 신체적 활동을 조금 더 늘려 신진대사를 촉진시키고 칼로리 소모량을 증가시키는 것이다. 쉬는 시간, 점심 시간, 아침 기상 후 시간, 퇴근 후 TV시청 시간, 잠자리 들기 전 시간 등 틈새 시간을 활용해서 공간제약이 덜한 니트 운동을 해보자.

스트레칭하며 니트 운동하기

스트레칭은 긴장을 풀어주고 허리에 활력을 불어넣어주며 신체에 유연성을 증가시켜준다. 일하다가 자리에 앉아서 기지개를 켜는 것도 스트레칭에 속하지만 좀 더 활력을 높이고 척추를 건강하게 하려면 5~10분 정도 시간을 내어 일어나서 하는 것이 좋다. 스트레칭을 할 때는 천천히 호흡하면서 근육이 자연스럽게 이완되도록 해야 하며 한 동작을 최소한 30초 정도 유지하는 것이 효과적이다. 다음의 동작을 한 세트로 하여 니트 운동을 꾸준히 생활화해보자.

1단계_ 앞으로 상체 굽히기

1 양발을 어깨너비로 벌리고 서서 무릎을 곧게 편다.

2 시선은 바닥을 보고 숨을 들이쉬며 상체를 천천히 굽혀 머리가 아래로 향하게 한다.

3 뒷목과 허리, 다리가 당기는 것을 느끼면서 손을 바닥으로 향하게 한다.

4 숨을 길게 내쉬면서 몸을 천천히 세우고 허리를 곧게 펴고 선다.

＊유연성이 증가하면 허리를 더욱 깊이 숙일 수 있어 손바닥이 땅바닥에 닿게 된다.

2단계_ 뒤로 상체 젖히기

1 양발을 어깨너비로 벌리고 서서 양손을 허리에 가볍게 댄다.

2 숨을 서서히 들이쉬며 상체를 천천히 뒤로 젖힌다.

3 너무 무리하지 말고 가능한 범위 내에서 동작을 한다.

4 숨을 깊게 내쉬며 뒤로 젖혔던 허리를 바로 세운다.

3단계_ 옆으로 상체 기울이기

1 양발을 어깨너비로 벌리고 서서 무릎을 곧게 편다.

2 숨을 들이쉬며 상체와 머리를 자연스럽게 오른쪽으로 기울인다.

3 목과 허리가 좀 당기는 느낌이 들 때까지 기울인다.

4 숨을 내쉬며 바로 서고 반대편 방향으로도 기울이는 자세를 취한다.

＊이때 목과 옆구리가 당기는 느낌에 집중하되 너무 무리하지 않도록 주의한다.

4단계_ 허리 돌리기

1 양발을 어깨너비로 벌리고 서서 양손을 가볍게 허리에 얹는다.

2 상체를 왼쪽으로 최대한 틀었다가 원위치로 돌아오고 반대편으로도 실시한다.

3 그 다음 시계 방향, 시계 반대 방향으로 20회 정도씩 허리를 가볍게 돌린다.

이밖에도 제자리 걸으며 전화하기, 엘리베이터 대신 계단 이용하기, 퇴근길에 한 정거장 먼저 내려 걸어가기 등 누구나 짬짬이 실천할 수 있는 니트 운동법이 있다.

스트레스를 줄이는 다양한 방법

스트레스는 척추체에 과도한 긴장을 불러와 건강을 위협한다. 특히 지나친 긴장과 몰두상태에 있던 사람은 신체적 · 정서적인 극도의 피로감으로 인해 무기력증에 빠지는 '번아웃 증후군(burnout syndrome)'에 노출될 수 있다. 평소 분노, 불안, 공포 같은 부정적 감정들을 다스려 스트레스를 조절해야 한다. 팽배한 경쟁주의, 성과주의의 사회에서 자신을 내몰던 마음의 채찍을 스스로 내려놓아야 한다.

마음챙김 명상법 하기

명상법 가운데 하나인 '마음챙김(mindfulness)'을 통해 일상의 과도한 스트레스를 관리할 수 있다. 마음챙김은 주의를 기울이는 자각을 뜻하지만 자신을 평가하거나 재단하지 않는다. 곧 열린 마음으로 현재 자신에게 일어나는 모든 것에 부드럽게 주의를 집중하는 것이다. 일상을 온통 채우고 있는 미래에 대한 계획, 걱정, 판단, 문제해결 등과 같은 생각을 놓아버려야 한다. 뚜렷한 목표를 정하지 않는 이 명상법이 몸과 마음을 이완시켜 모든 통증을 사라지게 할 수 있는 것은 아니지만 불쾌한 감정에 맞서 싸우는 습관은 많이 개선할 수 있다.

명상과 복식호흡을 하며 걷기

걸으면서 명상과 복식호흡을 하는 것은 스트레스를 관리하면서 척추 건강을 도모할 수 있는 좋은 마음챙김의 방법이다. 먼저 머릿속을 어지럽히는 생각을 차분히 가라앉히고 마음을 비우는 명상을 하면서 걸을 때는 복식호흡을 하도록 한다. 숨을 들이마시고 내쉴 때 호흡에 집중하면서 걷기 시작한다. 이때 숨쉬기와 발걸음을 조화롭게 한다. 개인의 폐활량에 따라 차이가 있으나 예컨대 세 걸음 걸으면서 세 번 숨을 들이마시고 또 세 걸음 걸으면서 세 번 숨을 내쉰다. 발을 보면서 걸으면 발의 움직임 때문에 마음을 집중할 수 없고 목과 어깨가 긴장되므로 시선은 발의 2m 전방 바닥에 두도록 한다. 팔은 자연스럽게 앞뒤로 흔든다.

활력을 높이는 파워 워킹

만성 요통으로 고통받는 사람들 대부분은 근육이나 척추관절이 약화되어 있다. 가벼운 걷기를 꾸준히 하면 약한 근육과 관절이 튼튼해진다. 일반적으로 가장 쉽고 안전한 운동은 걷기이며, 등에서 땀이 약간 배거나 숨이 약간 찰 정도, 근육이 약간 피로를 느낄 수 있는 정도로 바른 자세를 유지하며 걷는다. 하루 30분, 일주일에 3~4회 정도가 좋다. 단, 모든 운동이 그렇지만 특히 가벼운 걷기는 자칫 지루해져 포기하기 쉽다. 적어도 3개월 이상 지속적으로 해야 효과를 보는 만큼 습관화하는 것이 관건이다. 지루함을 극복하기 위해 자신만의 새로운 걷기 노하우를 찾도록 한다. 예컨대 함께 의욕을 북돋우며 걸을 수 있는 운동 친구를 만들거나 다양한 코스를 개발하며 음악을 듣고 운동일지를 작성하는 것 등이다.

달리기와 걷기의 중간 정도로 팔과 다리를 크고 빠르게 움직이며 걷는 파워 워킹은 체력과 근력을 동시에 길러준다. 파워 워킹의 자세는 일반 걷기와 조금 다르다. 팔을 90도로 굽혀 앞뒤로 크게 흔들어 근육의 활용도를 약 98퍼센트까지 높인다. 발바닥 전체를 이용해 지면을 딛기 때문에 발등과 발목의 각도가 좁은 것이 특징이며 두발을 11자 모양을 유지하고 발바닥 전체를 이용해 힘차게 딛어야 한다. 시선은 15m 전방에 두고 다리를 최대한 곧게 펴서 성큼성큼 일반 걷기보다 큰 보폭으로 걷는다. 단, 파워 워킹은 관절이 약한 사람은 관절에 무리를 줄 수도 있으므로 피하는 것이 좋다.

집에서 실천하는 척추 건강법

아침에 잠자리에서 벌떡 일어나면 밤 사이 이완된 근육, 인대 등에 갑작스런 충격을 줄 수 있고 작은 자극에도 통증을 느낄 수 있다. 부드럽게 움직이면서 일어나야 갑작스런 자극으로 인한 척추 손상을 피할 수 있다. 먼저 한쪽으로 몸을 돌려 누운 다음 한손으로 바닥을 짚고 서서히 일어난다. 기상 후 발목을 세우고 기지개 켜기 같은 동작을 10초간 3회씩 실시하면 근육과 인대를 이완시키는 데 효과적이다.

방바닥이나 소파에서 신문을 읽을 때는 흔히 머리를 앞으로 숙이고 허리를 구부린 채 팔꿈치를 무릎에 올리는데 이러한 자세는 등허리 근육의 긴장을 유발하여 만성 요통을 일으키기 쉽다. 신문을 눈높이로 올리고 허리를 반듯하게 펴서 봐야 한다.

책상 위에 책을 펼치고 보면 어느새 머리가 앞으로 내밀어져 목에 부담을 주며 척추가 심하게 긴장하게 되므로 책을 세워 눈높이를 맞춘다. 독서대를 이용하면 척추를 반듯하게 펴게 되어 좋다. 마찬가지로 노트북을 장시간 사용할 때는 모니터 화면과 눈높이를 맞춰주는 받침대를 사용하도록 한다.

아이를 기르는 가정이라면 아이를 안는 것보다는 업고 다니는 것이 허리 건강에 더 낫다. 아기를 안고 있으면 허리와 고개가 앞으로 나오기 때문에 몸 가까이 안아 자세를 바르게 한다.

설거지나 음식을 만들 때는 엉거주춤한 자세를 피하고 허리를 곧게 편 상태에서 벽돌 한 장 높이(약 20cm 정도)의 받침대에 발을 한 발씩 번갈아 얹어가며 체중을 분산해주는 것이 바람직하다. 조리대와 싱크대 높이는 배꼽보다 조금 낮게 설치해 허리가 불필요하게 많이 굽혀지지 않도록 한다. 냉장고에 음식물을 넣거나 꺼낼 때는 자주 사용하는 것을 위쪽에 배치해 엉거주춤한 자세를 취하지 않도록 한다. 청소, 빨래 개기, 다림질 등 집안일을 할 때는 쪼그려 앉지 않는다.

청소를 할 때는 청소기는 최대한 몸에 가깝게 붙이고 앞으로 내민 다리는 구부리고 다른 다리는 펴서 중심을 몸 가운데에 두도록 한다. 무릎을 펴고 허리만 구부린 자세는 금물이다. 걸레질을 할 때는 쪼그리거나 꿇어앉기보다 선 상태로 대걸레를 이용한다.

평소 컴퓨터 사용이 많거나 사고 후유증이 있는 목디스크 위험군이라면 유리창 닦기, 높은 선반에서 물건 내리기, 전구 갈아 끼우기 등 턱이나 고개를 치켜드는 자세를 피해야 한다. 그런 자세는 좁아진 신경관을 더욱 압박해 목디스크 질환을 악화시킬 수 있다.

회사에서 실천하는 척추 건강법

한쪽 어깨와 고개 사이에 수화기를 대고 열심히 거래처와 통화를 하면서 서류를 작성하거나 컴퓨터 작업을 하는 자세는 많은 직장인의 상징적인 모습이다. 그러나 한쪽으로 전화를 받으며 업무를 보는 습관은 목뿐만 아니라 척추 전체를 휘게 만들어 매우 위험하다. 특히 하루에 대부분을 의자에 앉아 컴퓨터 작업에 몰두하게 되는 사무직 종사자의 경우는 디스크에 무리가 올 수 있으므로 주의한다.

같은 자세를 오래 유지하지 않는다. 불필요하게 오랫동안 같은 자세로 서있거나 앉아있는 자세는 척추 건강에 악영향을 미친다. 50분에 한 번씩은 고정된 자세에서 벗어나 5분 정도 허리를 움직여 긴장을 풀고 디스크에 산소를 공급해 준다.

목을 앞으로 뺀 채 오랫동안 컴퓨터 작업을 하면 목과 척추에 나쁜 영향을 미친다. 일반적으로 목이 1인치 앞쪽으로 나오면 뒷목 근육에는 20kg의 긴장이 부하되기 때문에 목을 앞으로 내밀수록 목에 가해지는 부담은 점점 커지며 척추 근육의 긴장도 높아진다. 책상과 무릎 사이 간격은 5cm 정도가 알맞고 허리 뒤에 쿠션을 받쳐주는 것이 좋다.

의자가 너무 높으면 고관절 위치가 무릎 관절 높이보다 올라가게 되고 이는 척추전만증의 원인이 되므로 너무 높은 의자를 선택하지 않는다. 회전 의자를 사용하면 허리의 가동 범위에 무리를 주지 않으므로 좋다. 또한, 뒤쪽으로 기대어 앉을 때는 의자의 목 받침에 머리를 지탱해 부담을 덜어주는 것이 좋고 바퀴 의자는 자세가 흐트러지기 쉽기 때문에 바퀴에 잠금 장치가 달린 것을 선택한다.

요즘 낮잠의 효용성이 알려지면서 오후에 낮잠 시간을 갖는 회사가 적지 않다. 이때 책상에 엎드려 자는 자세를 피하고 목 받침이 있는 의자에서 고개를 뒤로 젖히고 자는 것이 바람직하다. 책상에 엎드려 자면 허리 근육이 손상되어 염좌, 만성 요통을 겪게 될 뿐만 아니라 신장, 방광에도 무리가 오고 위를 압박해 소화불량도 일으키기 쉽다.

책상 밑에 발 받침대를 설치해 발을 얹고 작업하면 상체의 중심이 뒤쪽으로 이동해서 자연스럽게 상체를 등받이에 붙이는 바른 자세를 유지할 수 있다. 발 받침대는 두꺼운 잡지, 벽돌 등을 이용해서 무릎관절이 엉덩이관절보다 높아지도록 설치하면 된다. 이때 무릎관절의 각도는 100도 이상이 되도록 한다. 신발은 바닥 전체가 푹신하고 발을 꽉 조이지 않는 것이 좋은데 하이힐이나 딱딱한 구두를 신더라도 사무실에서는 편한 신으로 갈아신도록 한다.

중년의 남성 직장인들의 경우 종종 목을 옆으로 세게 회전시키면서 우두둑 소리를 내며 시원하다고 하는데 이는 목 관절의 일부가 어긋나면서 뼈가 마찰되어 나는 소리로, 자꾸 반복하게 되면 관절에서 뼈가 웃자라나 신경을 압박할 수 있으므로 금해야 할 행동이다. 고개를 숙이는 작업을 한다면 틈틈이 고개를 지그시 뒤로 젖혀 목과 어깨의 긴장을 풀어주어야 한다.

한 살이라도 젊을 때
꾸준하고 올바르게
운동한다

운동은 척추의 노화를 방지하는 가장 효과적인 방법이다. 운동은 뼈에서 무기물이 빠져나가는 것을 억제해주고 뼈의 성장을 촉진하고 근육을 강화시켜 줌으로써 뼈가 받는 부담을 줄여줄 수 있다. 20대부터 노화의 길을 걷기 시작하는 척추를 건강하게 지켜가기 위해서는 젊은 날부터 알맞은 운동을 하는 것이 바람직하다. 10~20대는 탄력성이 좋고 운동에 대한 적응력이 빨라서 인라인스케이트나 마라톤 등 뼈에 자극을 주고 유연성을 높여 줄 수 있는 운동이 좋다. 30대는 가벼운 조깅이나 자전거 타기, 등산, 에어로빅과 같은 유산소운동과 테니스, 배드민턴을 권할 만하다.

40대 이후부터는 심장질환, 뇌혈관질환의 발생률이 높기 때문에 하루 중 가장 혈압이 높아지는 이른 아침에 무리한 운동을 하는 것은 위험할 수 있다. 특히 일교차가 심한 환절기는 뇌졸중, 심장질환의 발병이 높아지는 시기이기 때문에 더욱 주의할 필요가 있다. 50대 이후에는 수영이나 파워 워킹이 좋으나 본인도 모르게 척추나 관절 건강, 심폐기능이 저하되어 있는 경우가 많으므로 운동 전에 반드시 건강검진을 통해 전문의와 상의하고 적당한 선에서 올바르게 운동을 하는 것이 필요하다. 운동을 하지 않던 사람이라면 하루 5~15분 정도부터 운동을 시작해 매주 5분씩 30분까지 운동량을 늘리는 것이 좋다.

60대 이상의 노년층은 퇴행성 척추질환 및 퇴행성 관절염 등으로 허리가 휘고 관절이 구부러져 키가 줄어드는 경향을 보인다. 뼈가 약한 상태에서 무리한 운동을 하면 병을 키울 수 있으므로 주의해야 한다. 척추 및 무릎 통증 등을 겪고 있다면 수영이나 아쿠아로빅과 같은 수중 운동이 알맞다. 이들 운동은 물의 부력에 의해 체중에 가해지는 하중이 80퍼센트까지 줄어들기 때문에 관절에 무리가 덜 간다. 꾸준하게 운동하면 척추와 관절을 건강하게 하고 키가 줄어드는 것도 예방할 수 있다.

나이들수록 근육을 단련하자

어르신들은 근력이 없다는 말을 자주 한다. 그도 그럴 것이 인체는 50세를 넘기면서부터 매년 최대 0.4퍼센트씩 근육을 잃어버린다. 근육은 힘의 원천일 뿐만 아니라 척추의 견고한 지지물이다. 우리 몸을 집에 비유하면 집의 형태를 만드는 틀은 뼈대이고 틀을 견고하게 유지하는 시멘트는 근육이라고 할 수 있다. 뼈대가 바로 서고 제대로 기능하는 데 근육의 역할은 지대한데 인체의 기둥인 척추만 봐도 혼자 힘으로 바로 설 수 없다. 척추를 받쳐주는 근육, 곧 복근과 허리 뒤쪽의 신전근 등이 전후좌우로 둘러싸고 있는 것이다.

운동은 근육을 단련하고 강화한다. 그런데 나이가 들면서 운동능력이 점점 떨어지고 근육 소실이 일어나면 근육이 받치고 있던 척추 및 주변의 관절이 약화되어 각종 척추·관절질환이 발생한다. 또한 골절과 그로 인한 심한 후유증을 겪거나 사망할 수 있는 위험이 높아진다.

나이들수록 근육에 관심을 가지고 근육조직을 효과적으로 관리해야 한다. 복근, 신전근 등 척추 가까이에 붙어 있는 근육을 포함하여 엉덩이, 골반, 대퇴, 복부를 둘러싼 근육은 인체의 중심 근육이라 하여 '코어 근육'이라고 불린다. 이들 코어 근육은 힘의 원천으로, 모든 근력운동의 기본이 된다. 평소 근육 강화 운동으로 코어 근육을 관리하는 것이야말로 척추의 노화를 늦추고 노년의 건강을 다지는 기초가 된다. 또한, 근육은 간보다 2배 많은 당분을 글리코겐 형태로 저장을 할 수가 있다. 식사량이 많아도 굵은 허벅지의 근육 속에 당분의 저장이 가능하므로 혈당이 올라가질 않아 노년의 불청객인 당뇨병도 예방할 수 있다. 아울러 건강한 근육은 뼈의 밀도를 단단하게 도와주어 노년의 척추를 위협하는 골다공증을 예방하는 데도 좋다.

생활 속에서 근육 강화 운동을 실천하자. 아침에 일어났을 때 잠자리에서 가벼운 스트레칭을 해주면 전날 피곤했던 근육을 풀어줄 수 있다. 누운 자세에서 다리 올려 가슴에 붙이기, 등배 운동, 허리 돌리기, 기지개 켜기 등 가벼운 동작들을 매일 20~30분 정도 꾸준히 실시하자.

근육의 건강을 위해서는 걷기, 수영, 자전거 타기, 등산 등의 유산소운동과 함께 바벨이나 덤벨 운동 등 적절한 웨이트 트레이닝을 병행하도록 한다. 이때 무리하게 강도를 높이지 말고 낮은 강도로 여러 차례 반복하여 운동하면서 단계를 높여나가는 것이 더욱 효과적이다.

중년 이후의 근육을 위협하는 흔한 질환 중 하나인 오십견을 예방하기 위해서는 틈나는 대로 스트레칭을 해 근육과 힘줄의 스트레스를 풀어주도록 한다. 수건이나 줄넘기 등을 이용하여 어깨를 늘려주는 스트레칭 동작은 한번에 20초 이상 유지해야 어깨를 풀어주는 효과를 볼 수 있다.

식물성 단백질을 섭취하자

적절한 근육운동과 함께 단백질 섭취도 필요하다. 지방이 적은 살코기를 충분히 섭취하는 것이 중요한데 조금씩 자주 나눠 먹는 것이 바람직하다. 단백질은 한번에 많이 먹으면 소변으로 빠져나가거나 지방으로 바뀌어 뱃살로 쌓이기 때문이다.

　성인은 하루에 체중의 1,000분의 1만큼 단백질을 섭취하는 것이 적당하다. 체중 kg당 1g 정도로 체중이 70kg인 남성은 70g, 55kg인 여성은 55g을 먹는 것이 좋으며, 식물성 단백질과 동물성 단백질의 적정 섭취 비율은 7 : 3 정도이다. 체중 60kg이라면 60g의 단백질을 매일 먹어야 하는데 이 가운데 20g은 우리가 먹는 밥이나 잡곡 등 곡류에서 충당된다. 남은 40g 중 절반은 고기 등 동물성 단백질로 먹고 나머지 절반은 콩, 두부 등 식물성 단백질로 섭취하는 것이 좋다.

햇볕을 쬐며 골다공증을 예방하자

　척추의 노화를 예방하는 데 골다공증을 지나치면 안 된다. 고령화와 함께 도시화로 인해 운동량이 감소하고 햇볕을 쬘 기회가 줄어서 골다공증이 급증하고 있는 현실이다. 햇볕은 피부에서 칼슘 흡수를 증가시키고 뼈의 분해를 막는 비타민 D를 만들어 내기 때문에 자주 쬐는 것이 좋다. 칼슘의 1일 권장량을 절반에도 못 미치게 섭취하는 사람일지라도 비타민 D를 적당하게 공급받는다면 골다공증에 시달리지 않을 수 있다.

만병의 근원인 비만은 척추질환에서도 예외가 아니다

성장기 청소년은 비만을 조심하자

비만은 키 성장과 척추 건강을 방해하는 주범이다. 성장판이 닫히기 전인 청소년기에 키가 크기 위해서는 무엇보다 비만하지 않도록 신경을 써야한다. 체내에 지방이 지나치게 쌓이면 성 호르몬이 상대적으로 많이 분비되고 그것이 성장판을 빨리 닫히게 만들어 키 성장을 저해한다. 그렇다고 무턱대고 식사량을 줄이면 성장에 필요한 필수 영양소가 모자랄 수 있으므로 적절한 운동으로 열량을 조절하고 신진대사가 원활하게 이루어지도록 해야 한다. 규칙적으로 운동하면 성장판 주위의 모세혈관이 증가하고 성장 호르몬 분비가 촉진되며 혈액순환과 대사활동이 빨라져 키 성장은 물론이고 척추 건강에도 효과가 크다. 줄넘기, 농구, 배구와 같이 점프를 많이 하여 중력과 반대 방향으로 움직이는 운동이 특히 효과적이다. 여기에 근력 강화와 스트레칭이 가미된 요가, 태권도 등을 병행하는 것이 좋다. 이러한 운동은 유연성을 늘려 관절의 가동범위를 넓게 해주며 척추를 반듯하게 바로 잡아 숨어 있는 키도 찾아준다.

뱃살을 빼야 척추가 건강해진다

아름다운 몸매를 만드는 것뿐만 아니라 척추질환 예방을 위해서도 꼭 살을 빼야 한다. 뱃살이 나오면 요추도 같이 압력을 받아 앞쪽으로 점점 휘게 되어 결국 허리디스크, 곧 추간판탈출증으로 이어지기 쉽다. 뚱뚱한 사람은 날씬한 사람에 비해 요통이 발생할 확률이 15퍼센트 정도 높고 체중이 1kg 증가할 때 허리에 가해지는 하중은 5kg 가량 늘어난다.

뱃살을 빼는 유산소운동

아름다운 몸매와 건강한 척추를 원한다면 가장 먼저 관심을 기울여야 할 것은 다이어트가 아니라 운동이다. 대부분의 사람들이 뱃살을 빼려고 배 운동에 집중하는데 이는 올바른 방법이 아니다. 예컨대 윗몸 일으키기를 할 때 사용되는 지방은 복부 주변의 피하 지방만 쓰이는 것이 아니고 다른 부위의 근육이나 간의 저장 지방일 수도 있기 때문이다. 그러므로 복부 비만을 해소하려면 걷기, 조깅, 자전거 타기, 수영 등 전신 근육을 사용하는 유산소운동을 하며 몸 전체에 걸쳐 체지방을 빼는 것이 적합하다.

30분 이상 운동하기

뱃살을 빼서 멋진 몸매를 만들기 위해 운동할 때 잊지 말아야 할 점이 있다. 바로 30분 이상 운동을 하는 것이다. 처음 운동을 하면 탄수화물이 에너지원으로 쓰이다가 약 20분 이후부터 지방이 연소되기 시작하기 때문이다. 20분을 빨리 뛰는 것보다 30분을 빨리 걷는 것이 훨씬 효과적이다. 더욱이 운동 강도가 높으면 단백질과 다른 성분도 소모되므로 약한 강도의 운동을 30분 이상 하는 것이 좋다. 뱃살을 집중적으로 빼기 위한 또 하나의 팁은 유산소운동 강도가 약할수록 지방 연소 비율이 높다는 것이다. 가벼운 걷기의 위력을 체험하길 바란다.

곧고 건강한 척추를 만들기 위한 운동 가이드

척추 건강에 바람직한 운동

적절한 스트레칭과 운동은 척추질환의 통증을 완화시키고 디스크의 진행을 늦추거나 예방한다. 수영, 요가, 걷기, 자전거 타기 등의 운동을 주기적으로 하는 것이 좋다. 운동 전에는 충분한 스트레칭을 해주어야 근육과 관절에 무리가 없으며 운동은 한꺼번에 무리하는 것보다는 꾸준히 하는 것이 좋다. 운동의 강도와 시간에 맞게 주간 계획을 세워 실천하면 무리하지 않고 효과를 볼 수 있다.

등산

등산은 척추 근육을 튼튼하게 만들어주고 뼈의 밀도를 높이는 데 좋은 운동이다. 단 바른 자세를 익혀야 한다. 산을 오를 때는 배에 힘을 주고 발뒤꿈치를 땅에 내려 놓은 뒤 발의 앞면을 디디면서 올라가야 무리가 없다. 내려올 때는 발목과 무릎에 평지에서 걸을 때보다 3배 이상 하중이 실리므로 무릎을 구부려서 관절에 무리가 가지 않도록 해야 한다.

자전거 타기

자전거 타기는 관절에 부담이 적으면서도 허리를 강화시켜주는 운동이다. 노인이나 디스크 환자는 허리를 구부린 채 타는 것이 위험하므로 의자 높이를 조절해서 상체를 너무 굽히지 않도록 한다. 가급적 굽은 길이 아닌 직선 길에서 타는 것이 바람직하고 상체가 많이 움직이지 않는 것이 좋다. 자전거에 앉은 채로 발을 뻗어 아래쪽 페달에 닿을 때 약간 무릎을 굽힐 수 있는 높이가 척추 관절에 부담이 덜하다.

수영

수영은 물의 부력으로 인해 관절에 가해지는 부담이 적기 때문에 좋은 운동이다. 배영, 자유영 등의 영법으로 운동을 하거나 물 속에서 하는 에어로빅인 아쿠아로빅이 바람직하다. 단, 접영은 상체를 온전히 허리의 힘으로만 지탱해야 하기 때문에 척추 압박이 심한 편이고 평영, 다이빙은 척추에 무리가 갈 수 있으므로 피하는 것이 좋다.

헬스

시작 전후에 스트레칭으로 몸을 풀어주고 처음부터 부하가 강하게 걸리는 동작을 하지 않는다. 복근 강화, 아령, 역기 들기 같은 웨이트 트레이닝은 복압을 높이고, 척추에 부하를 주므로 자신에게 적당한 난이도를 선택하여 운동하는 것이 매우 중요하다. 근육이 회복되려면 48시간 정도가 걸리므로 같은 근육을 쓰는 운동을 매일 하지 말고, 운동의 강도는 서서히 높인다. 각 운동 기구 당 사용 시간은 5~10분이 넘지 않도록 하고 한 동작 한 동작 서두르지 말고 고른 호흡에 맞춰 자세를 정확하게 취하는 것이 효과가 있다. 자세를 취할 때 숨을 천천히 들이마시고 자세를 풀 때 천천히 내쉬는 것이 바람직하다.

척추 건강을 위해 주의해야 할 운동

아무리 좋은 운동이라도 한 가지 운동만 반복적으로 계속하는 것은 오히려 척추나 관절의 퇴행을 촉진시키고 부담을 줄 수 있으므로 유산소 운동과 근력 운동을 고루 안배하는 것이 좋다. 자전거 타기나 걷기처럼 좌우 균형이 유지되는 운동과 달리 한쪽으로 편향된 운동에만 집중하면 신체의 크기가 달라지고 척추나 관절 건강도 해치기 쉽다.

격렬해질 수 있는 운동

태권도, 농구, 축구처럼 다소 격렬해질 수 있는 운동은 올바른 기술을 익힌 다음 각자의 체력에 따라 능력에 맞는 난이도를 선택해야 한다. 격렬한 동작을 하며 척추에 지속적으로 무리를 주면 척추뼈에 피로골절이 발생하여 척추분리증이 나타날 수 있다.

요추 건강을 위협하는 운동

테니스, 골프는 허리 회전을 이용하는 운동으로 요추 건강을 위협하기 쉬우므로 스윙법에 주의해야 한다. 볼링은 몸의 무게 중심이 한쪽으로 쏠려서 요통, 디스크 건강에 취약하다. 배드민턴, 배구, 야구를 할 때는 디스크나 근육, 인대에 과도한 긴장을 주지 않도록 바른 자세를 취한다.

환자에 따라 피해야 할 운동

요통환자

허리 근력을 기른다고 피트니스센터를 이용하는 요통환자들이 많은데 이때 기구를 활용한 운동은 주의한다. 둥근 원반 위에 서서 몸통을 돌리는 스트레칭 기구인 트위스터의 경우, 허리가 아플 정도의 과도한 회전은 허리에 부담을 줄 수 있어 피하는 것이 좋다. 몸을 거꾸로 세워 체중으로 잡아당기는 기구는 허리가 약하거나 허리 수술 후 충분히 회복이 되지 않은 경우 척추에 무리를 줄 수 있으므로 하지 않는 것이 바람직하다. 벨트 마사지 기구는 운동 전후에 허리 근육을 풀어주는 효과가 있지만 비정상적인 척추 곡선을 갖고 있기 십상인 요통 환자가 사용하면 주변 근육의 정렬이 흐트러져 척추질환이 악화될 수 있다. 허리 근육이 심하게 흔들리지 않는 선에서 3분 이상 하지 않도록 한다.

만성요통, 허리디스크나 척추관협착증 등으로 인해 통증이 있다면 허리 근육을 무리하게 쓰기보다는 스트레칭 정도의 운동이 알맞다. 허리가 약하니 허리 근육을 단련하겠다는 생각으로 요추 부위의 근육 운동에만 치중하는 사람들이 많은데 엉덩이와 허벅지 근육도 함께 단련해서 전신의 균형을 이루어야 한다.

노인·골다공증 환자

조깅이나 산책, 걷기 운동을 하고 난 뒤 공원, 약수터에서 나무에 등을 계속 부딪히며 시원하다며 마사지를 받는 것 같다고 말하는 사람들이 있다. 그러나 이는 결코 척추에 이로운 행동이 아니다. 척추까지 직접적인 충격이 가해지므로 특히 골다공증, 척추측만증, 척추관협착증, 디스크 등의 질환이 있는 사람이나 척추가 약해져 있는 노인 등은 절대 피해야 할 행동이다.

요추 전만곡이 적은 환자

윗몸 일으키기와 고양이 자세 같은 요가 동작의 복근 운동은 허리 질환을 예방하는 좋은 운동이지만 요추 전만곡이 적은 환자에게는 오히려 해가 될 수 있으므로 하지 않는 것이 바람직하다.

하지교차증후군 환자

허리를 뒤쪽으로 젖히는 근육인 흉·요추부 신전근과 허리 척추 안쪽에 깊숙이 자리한 장요근에 긴장이 오면서 심부복근과 둔근이 약해지는 질환인 하지교차증후군(lower crossed syndrome) 환자도 복근 운동에 세심한 주의를 기울여야 한다. 하지교차증후군 환자에게 복근 운동은 척추 만곡을 심하게 할 수 있다.

통증이 빠르게 가라앉는 방법

운동을 하다가 통증이 있으면 충분한 휴식을 통해 우리 몸이 회복할 수 있도록 해야 한다. 걷기나 조깅 같은 운동은 강도가 낮은 편이어서 일반적으로 가볍게 여겨지는데 이러한 운동도 무리하면 통증이 일어나기 쉽다.

통증에는 찜질

통증이 생겼으면 일단 누워서 안정을 취하고, 찜질로 통증을 가라앉히는 것이 좋다. 통증 초기에는 얼음찜질을 해서 붓기를 가라앉힌다. 얼음찜질은 혈관을 수축시키고 혈류를 감소시켜서 신진대사를 늦춰 붓기가 빠지게 한다. 얼음찜질은 통증 발생 후 72시간 안에 이루어져야 효과가 있다. 붓기를 가라앉힌 다음날 따뜻한 찜질을 한다. 따뜻한 찜질은 통증을 완화하고 혈류를 증가시켜 회복을 촉진한다.

근육을 풀어주는 반신욕

배꼽 아래 하체를 따뜻한 물에 담그는 목욕법인 반신욕은 심장에 큰 부담을 주지 않으면서 뭉친 근육과 인대를 풀어주고 혈액순환을 좋게 해주는 휴식법이다. 반신욕의 적절한 시간대는 공복의 저녁이다. 반신욕을 하면 교감신경이 억제돼 긴장이 풀려서 숙면을 취할 수 있는데 이때 배가 부르면 숨이 찰 수 있다.

탈수를 방지하고 노폐물 배출과 혈액순환을 보다 좋게 하기 위해 욕조에 몸을 담그기 전에 물을 한 잔 마시는 것이 좋으며 욕조의 물 온도는 체온보다 높은 37~39도가 알맞다. 몸이 잠기는 깊이를 일정하게 유지할 수 있는 앉은 자세가 바람직하며 너무 뒤로 기대어 눕지 않은 상태에서 20~30분 정도 하는 것이 좋다. 단, 노인이나 허약한 사람 또는 심혈관계 질환이 있는 사람은 10분 이내로 끝낸다. 너무 오래 하면 혈압 상승이나 쇼크가 일어날 수 있으므로 주의해야 한다. 반신

욕 후에 선풍기, 에어컨 바람을 쐬면 효과가 없으므로 땀이나 온기를 서서히 식히도록 한다.

피로골절에는 휴식

피로골절은 가벼운 유산소운동으로도 일어나는 대표적인 척추질환이다. 운동 스트레스로 피로해진 근육에 염증이 생겼을 때 충분한 휴식을 취하지 않고 운동을 강행하면 근육이 탄성을 잃어 충격을 흡수하지 못하게 된다. 따라서 그 충격이 뼈로 전달되어 뼈에 미세한 실금이 가는 것이 바로 피로골절이다. 골절이라고 하면 격렬한 통증이 연상되지만 피로골절은 국소적인 압통이 있으며 붓는 정도일뿐이라서 방치하고 운동을 지속하기 십상이다. 그러면 골절 부위가 점점 벌어져 나중에는 뼈에 심각한 결과를 초래할 수 있다. 본인이 생각하기에 그리 과도한 운동이 아니었더라도 통증이 느껴진다면 충분한 휴식을 취한다. 피로골절은 6~8주 정도 충분히 휴식하면 치유된다.

부록

통증이 싹 사라지는
하루 30분
척추질환 운동

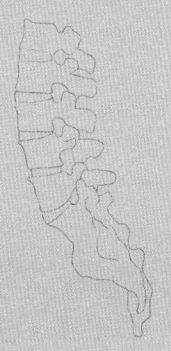

허리와 목의 근육을 강화시켜주는 운동은 통증을 줄이고 요추 및 경추 질환의 재발을 막는데 도움이 된다. 급성 통증이 일어났더라도 충분한 휴식을 취한 후 규칙적으로 허리와 목의 강화 운동을 하면 통증에서 벗어날 수 있다. 단, 이들 강화 운동은 손상된 척추체나 추간판을 좋아지게 하는 것이 아니라 지지 구조를 튼튼하게 하여 통증을 줄이고 퇴행성 변화를 더디게 하는 것이란 점을 확실히 알아야 한다.

운동 시 주의 사항

1. 반드시 의사의 운동 처방이 있어야 한다.
2. 호흡은 참지 말고 자연스럽게 천천히 길게 뱉고 들이마시면서 해야 한다.
3. 각 동작은 움직임 없이 10~20초 정도 자세를 유지해야 한다.
4. 각 동작 수행 시 반동을 주거나 무리하여 많이 하면 안 된다.
5. 운동 중 통증 및 어지러움 등 몸에 이상 징후가 있으면 운동을 중단해야 한다.

재활 환자가 쉽게 하는 척추 안정화 운동법

허리 운동 / 환자 편

척추관협착증이나 추간판탈출증과 같은 척추질환을 앓고 있는 환자들에게 치료와 병행할 수 있는 운동을 소개한다. 운동을 하기 전에는 반드시 담당의와 상담을 한 후 자신의 상태에 맞게 조절하는 과정을 거치도록 한다. 약해진 척추의 안정을 돕는 운동법으로 시술이나 수술 후(보조기 제거 후) 초기단계에서 할 수 있다.

1. 바로 누워서 양 무릎을 굽히고 허리가 뜨지 않도록 배와 항문에 힘을 준다.

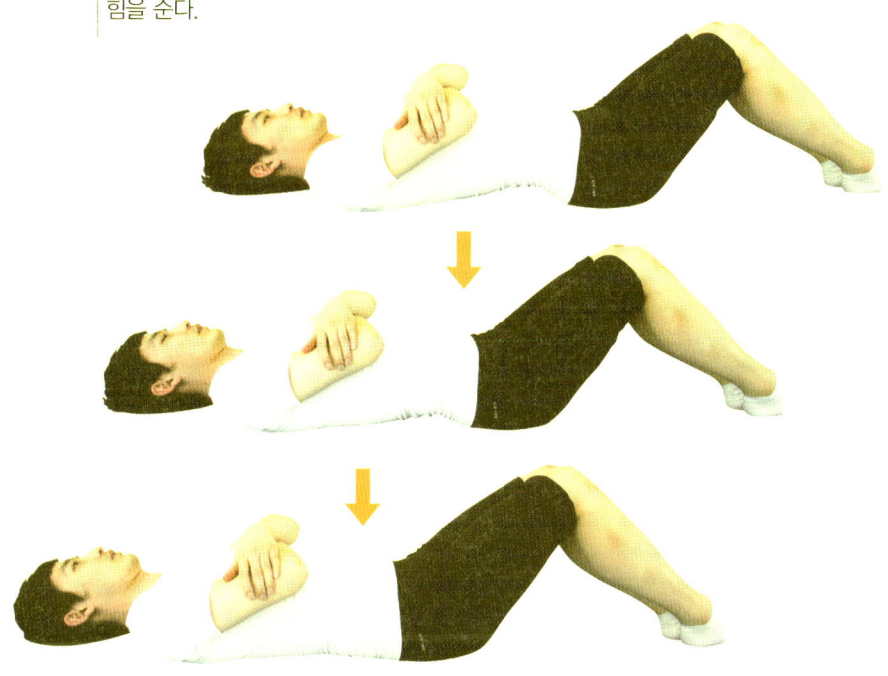

183

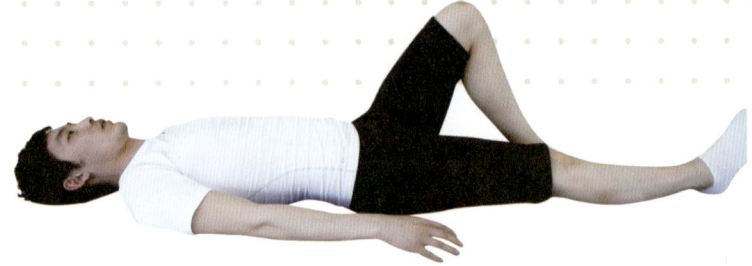

2 | 바로 누워서 한쪽 무릎을 구부리고 배와 항문에 힘을 준다(반대쪽도 실시).

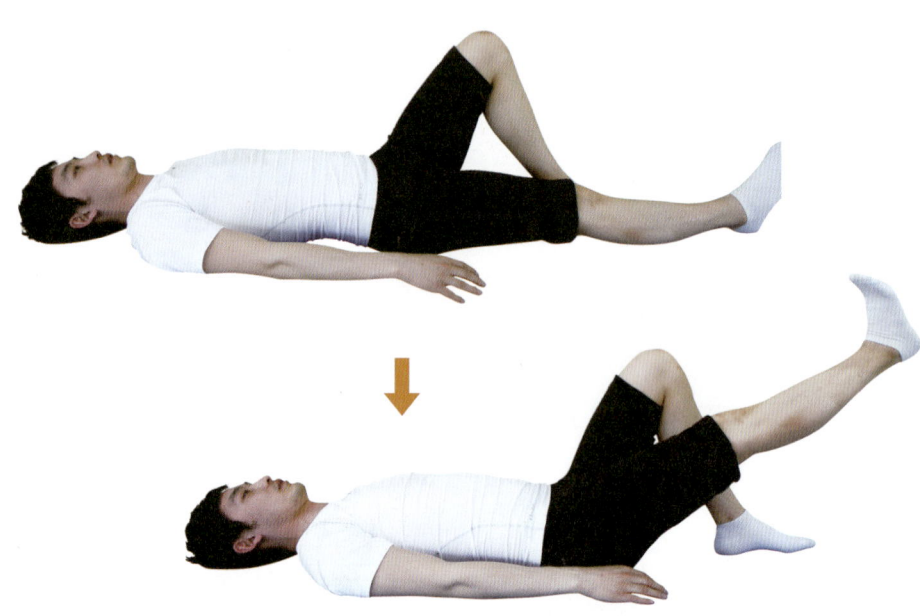

3 | 바로 누워서 한쪽 무릎을 구부리고, 반대편 다리는 들고 배와 항문에 힘을 준다(반대쪽도 실시).

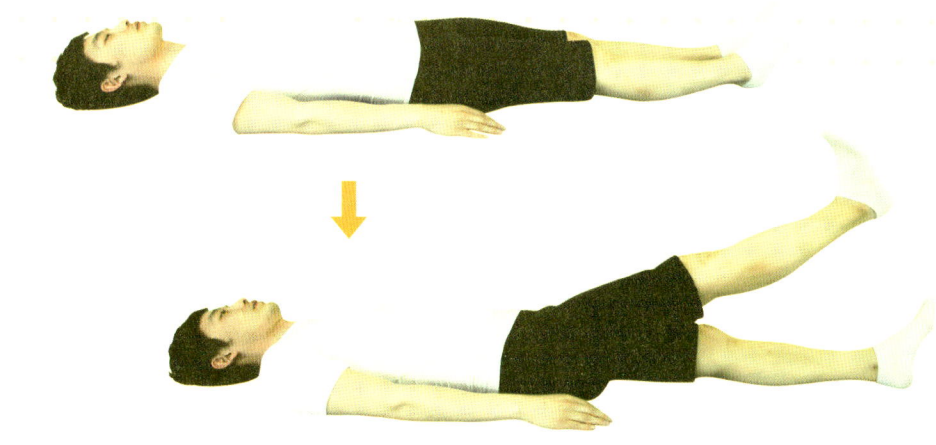

4 바로 누워서 오른쪽 다리를 펴고, 왼쪽 다리는 들고 배와 항문에 힘을 준다(반대쪽도 실시).

5 바로 누워서 양 무릎을 구부리고 손깍지를 끼고 팔을 위로 올린 후 배와 항문에 힘을 준다.

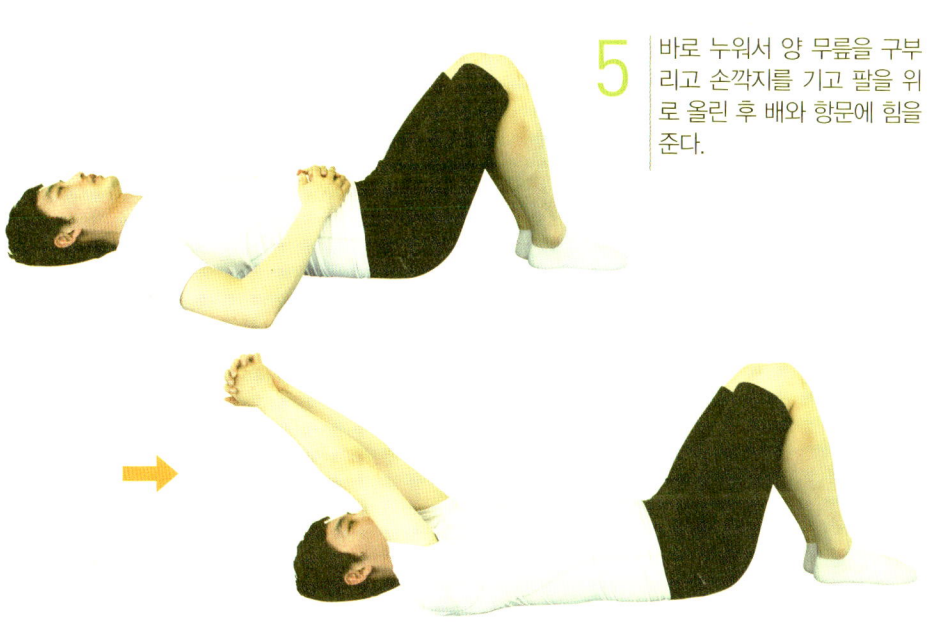

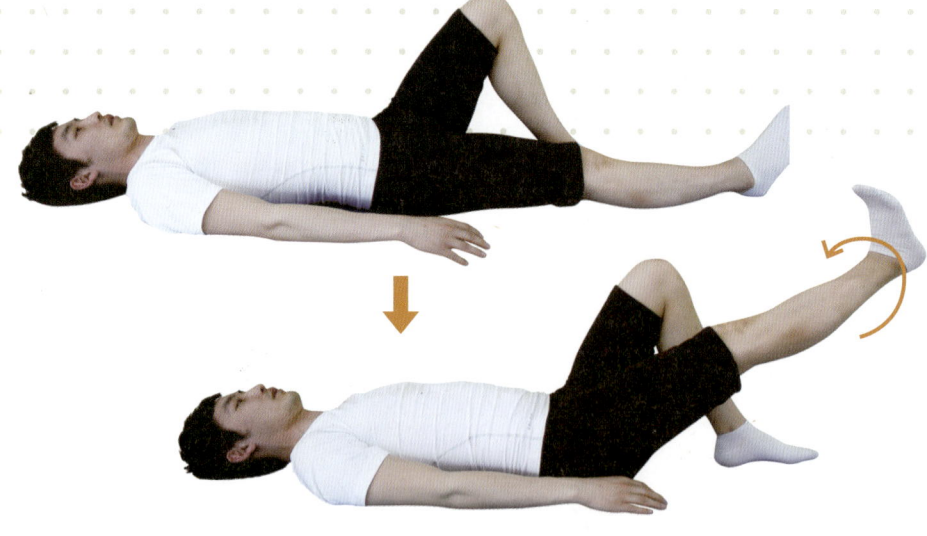

6 바로 누워서 한쪽 무릎을 구부리고, 반대편 다리를 들어 원을 그린다(안쪽, 바깥쪽 방향 모두하고 반대쪽도 실시).

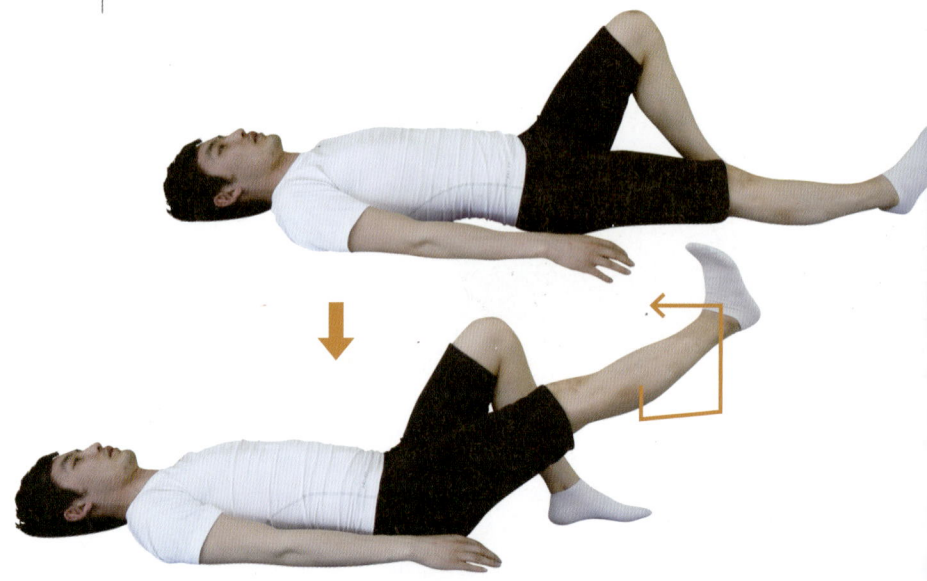

7 바로 누워서 한쪽 무릎을 구부리고, 반대편 다리를 들어 네모를 그린다(안쪽, 바깥쪽 방향 모두하고 반대쪽도 실시).

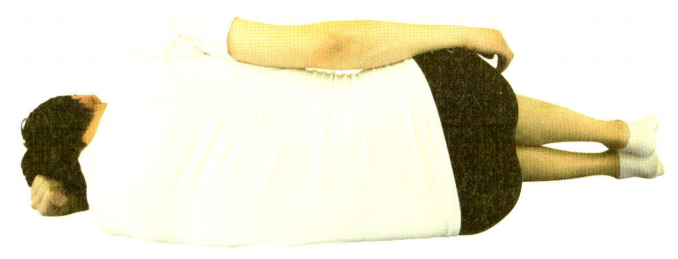

8 옆으로 누워서 다리를 구부리고 배와 항문에 힘을 준다.

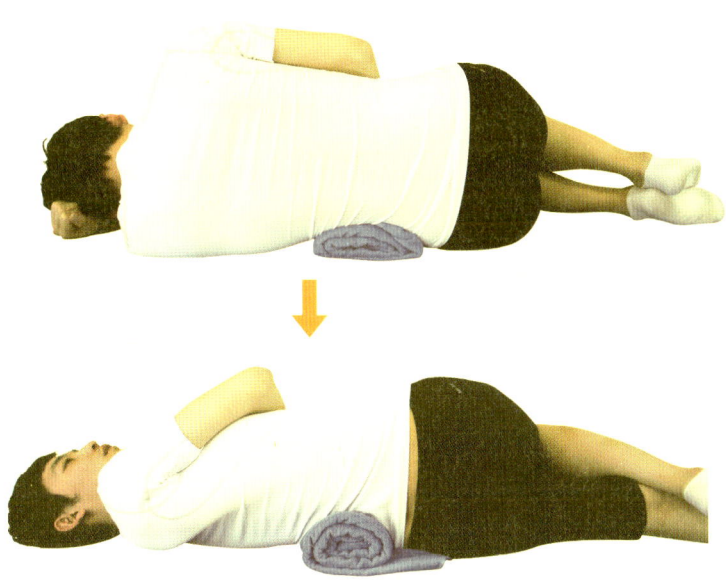

9 옆으로 누워 옆구리에 수건을 대고 10초 동안 유지한 후 오른쪽 어깨가 바닥을 향하도록 최대한 비틀어 자세를 유지한다.

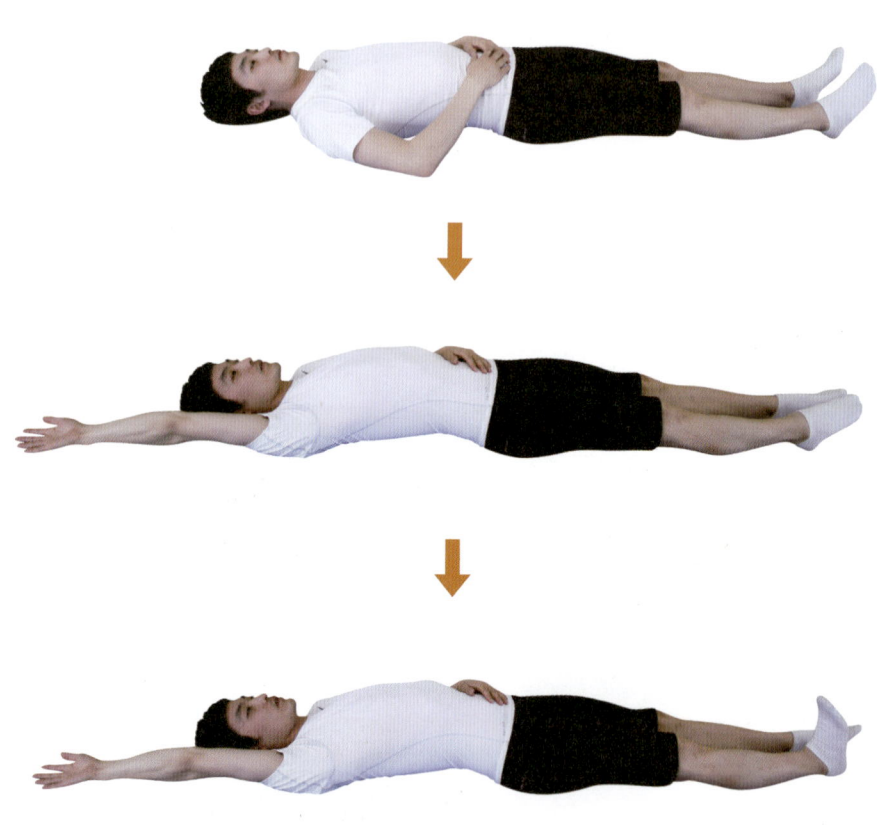

10 | 바로 누워 한팔을 들고 발목을 늘인 상태에서 팔을 올린 쪽의 발목을 최대한 몸쪽으로 당겨준다(반대쪽도 실시).

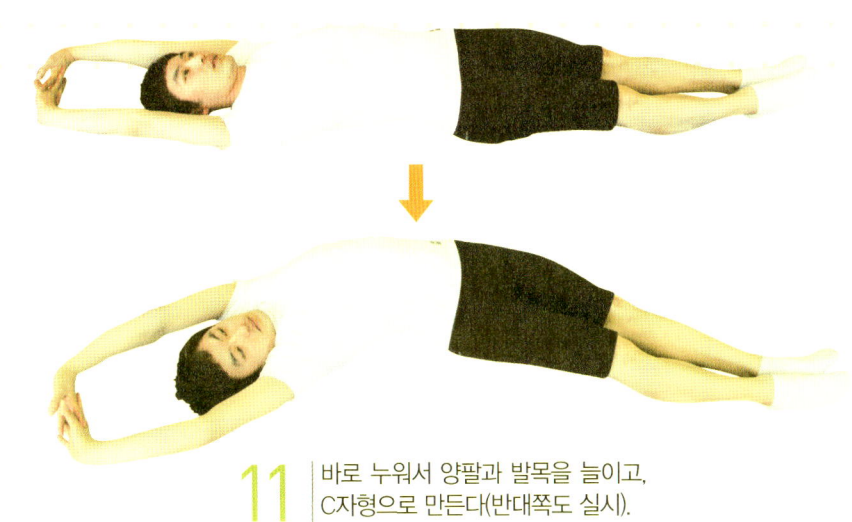

11 바로 누워서 양팔과 발목을 늘이고, C자형으로 만든다(반대쪽도 실시).

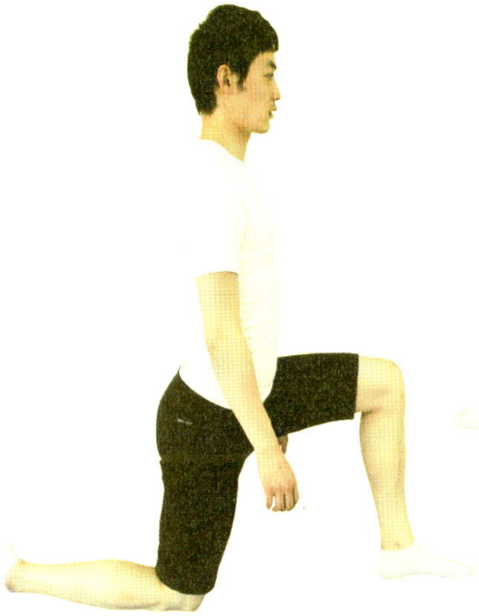

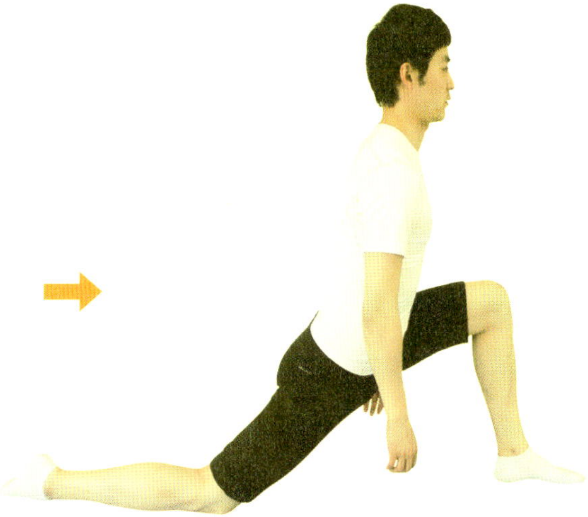

12 무릎을 꿇은 상태에서 한쪽 무릎을 굽혀 앞쪽 바닥에 두고, 엉덩이를 앞으로 밀어준다(반대쪽도 실시).

재활 환자가 쉽게 하는 허리 굴곡 운동법

허리 운동 / 환자 편

이 운동법은 척추관협착증, 척추분리증, 척추전방전위증이 있는 환자들이 하면 좋지만 척추디스크 환자는 하지 말아야 한다.

1. 바로 누워서 무릎을 굽히고 허리가 뜨지 않도록 배에 힘을 주어 바닥 쪽으로 붙인다.

2. 바로 누워서 양 무릎을 구부리고 손깍지를 끼고 팔을 위로 올린 후 배와 항문에 힘을 준다.

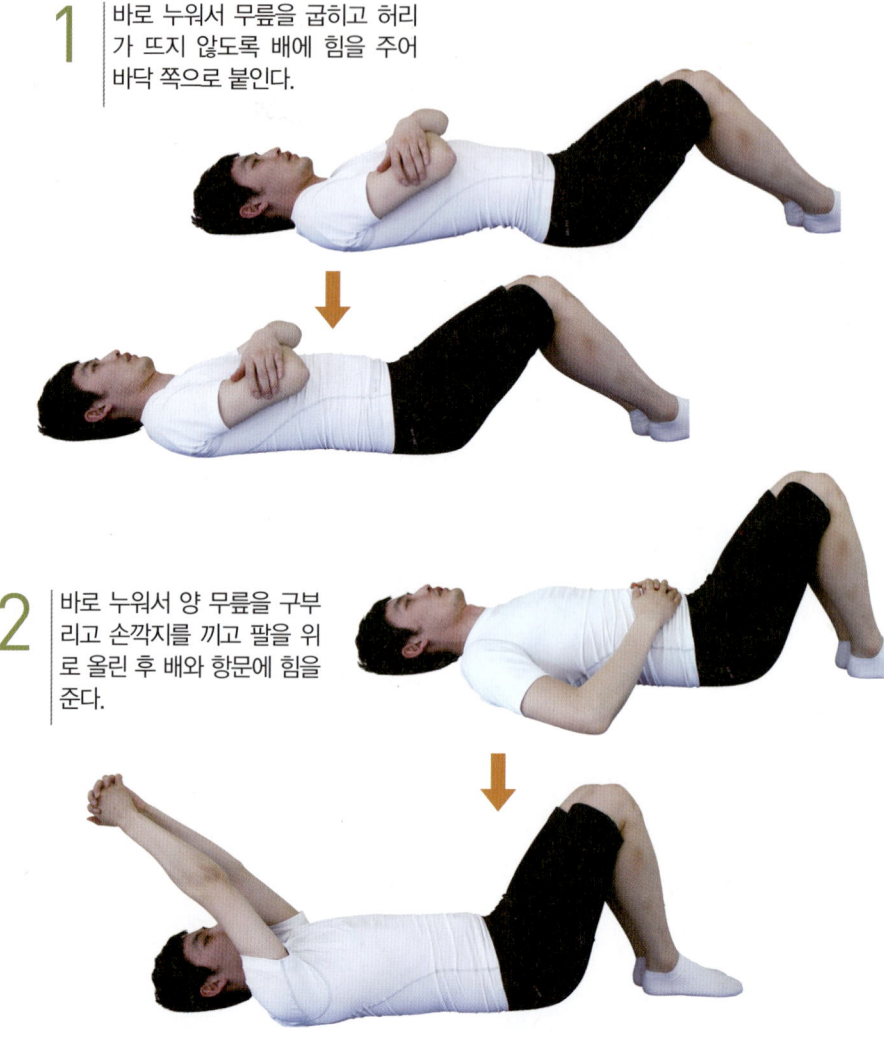

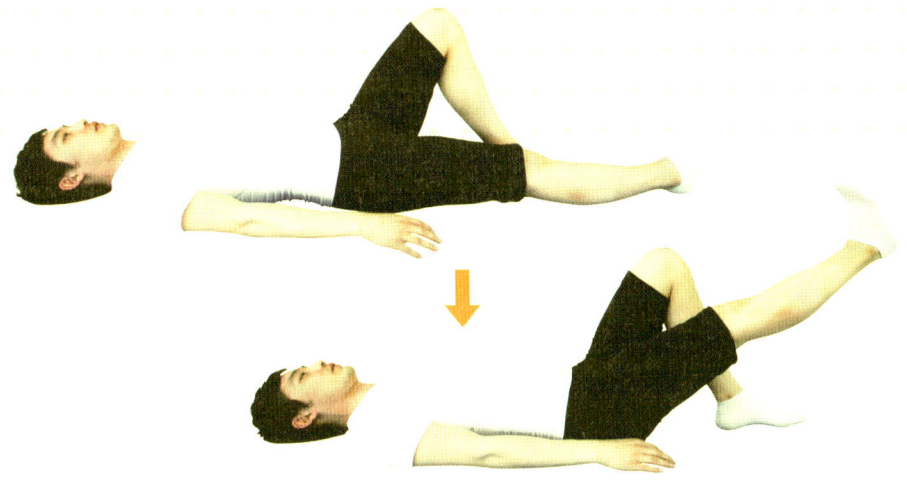

3 바로 누워서 한쪽 무릎을 구부리고, 반대편 다리는 들고 배와 항문에 힘을 준다(반대쪽도 실시).

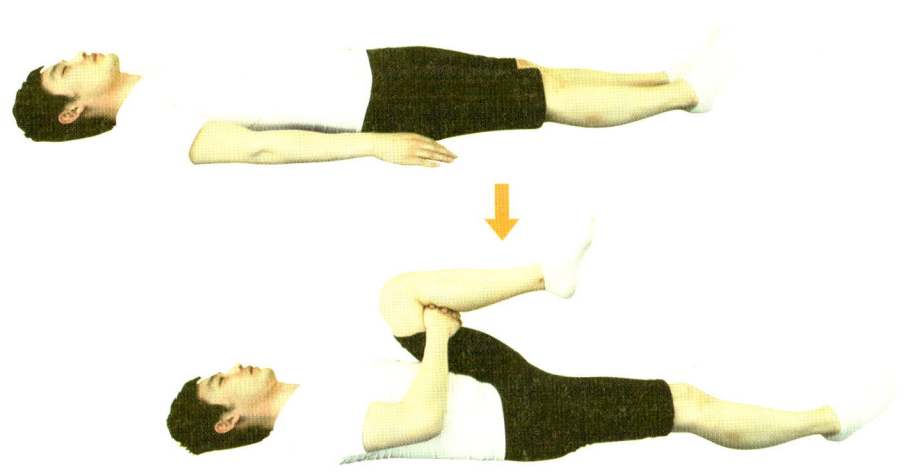

4 바로 누워서 한쪽 무릎을 굽혀 양손으로 구부린 다리를 잡고 가슴까지 서서히 당긴다(반대쪽도 실시).

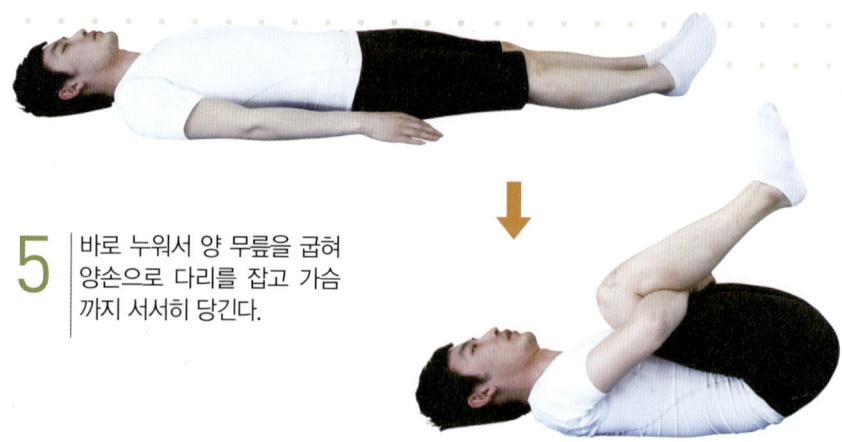

5 | 바로 누워서 양 무릎을 굽혀 양손으로 다리를 잡고 가슴까지 서서히 당긴다.

6 | 바로 누워서 양 무릎을 구부리고, 오른쪽 다리를 왼쪽 무릎 위에 올린 후 오른쪽 손으로 무릎을 잡고 상체를 일으킨다(반대쪽도 실시).

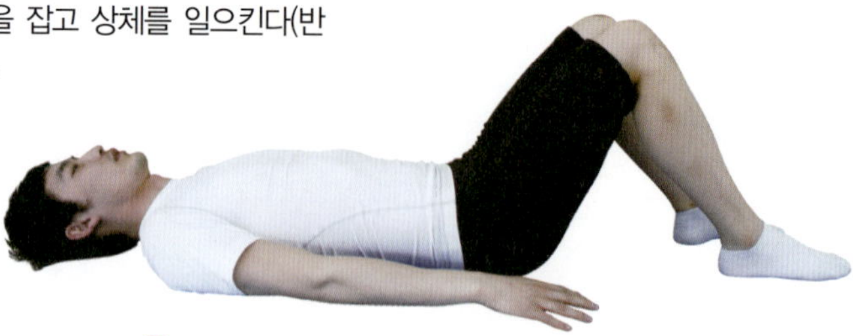

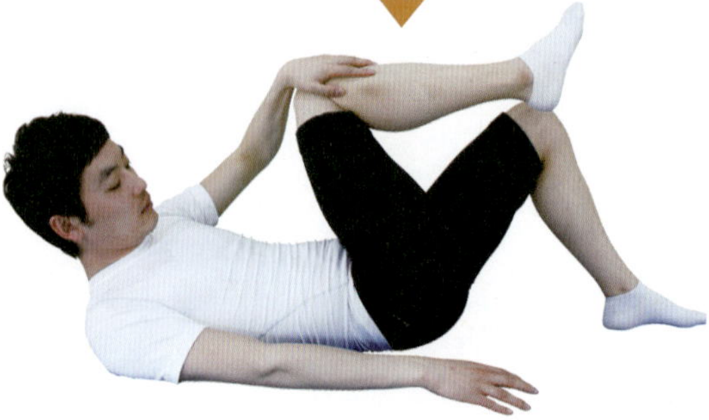

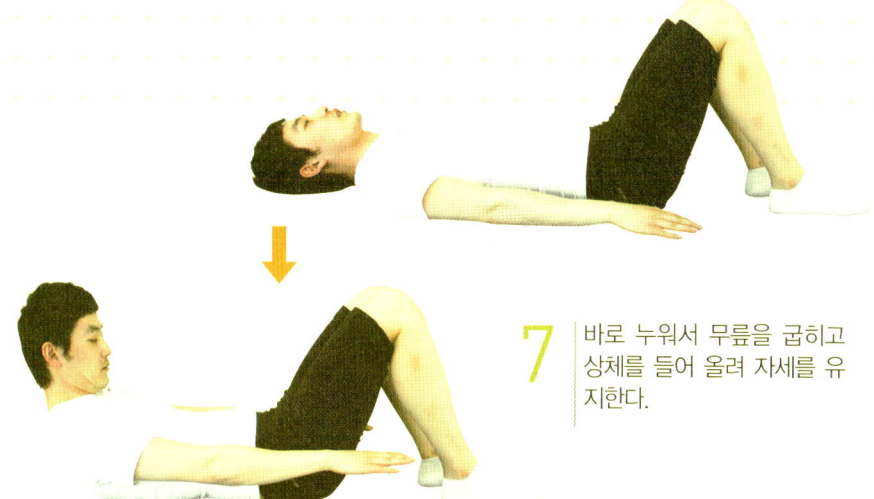

7 | 바로 누워서 무릎을 굽히고 상체를 들어 올려 자세를 유지한다.

8 | 바로 누워서 무릎을 굽히고 양손을 오른쪽 다리 바깥쪽으로 들어올려 자세를 유지한다(반대쪽도 실시).

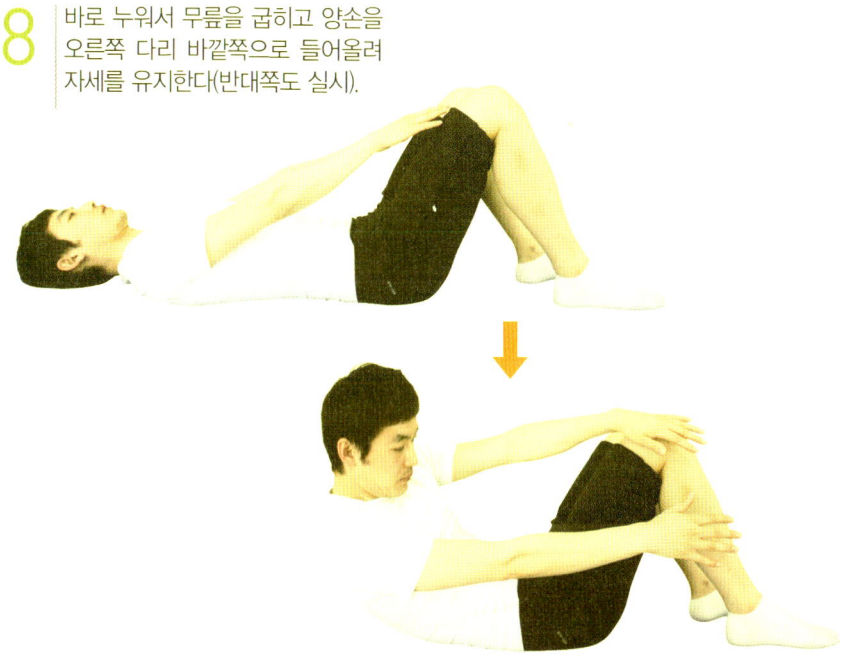

9 바닥에 앉아 양 다리를 펴고 시선은 정면을 보면서 상체를 천천히 앞으로 숙인다.

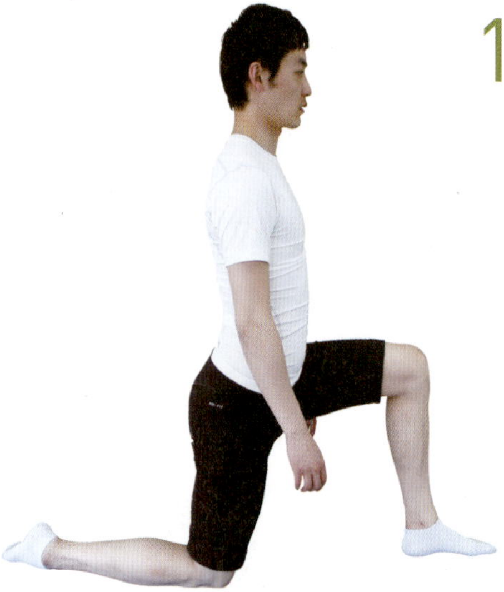

10 무릎을 꿇고 왼쪽 무릎을 굽혀 앞쪽 바닥에 두고, 엉덩이를 앞으로 밀어준다(반대쪽도 실시).

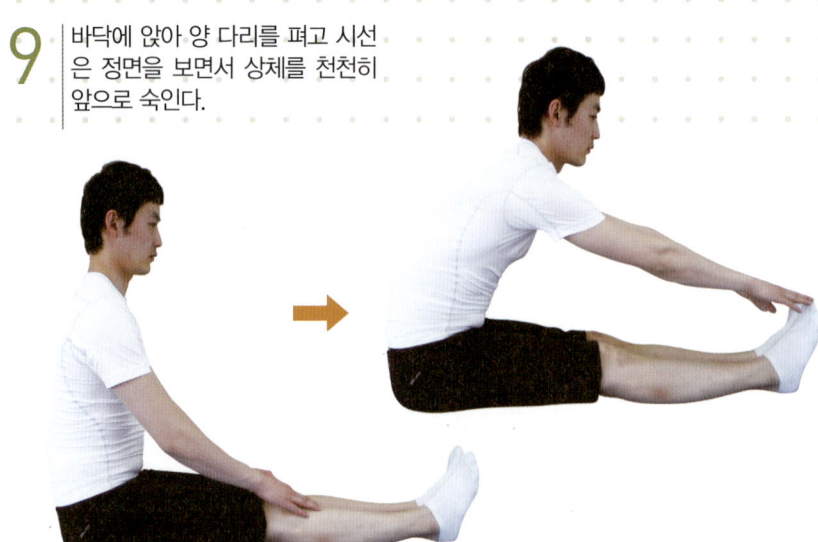

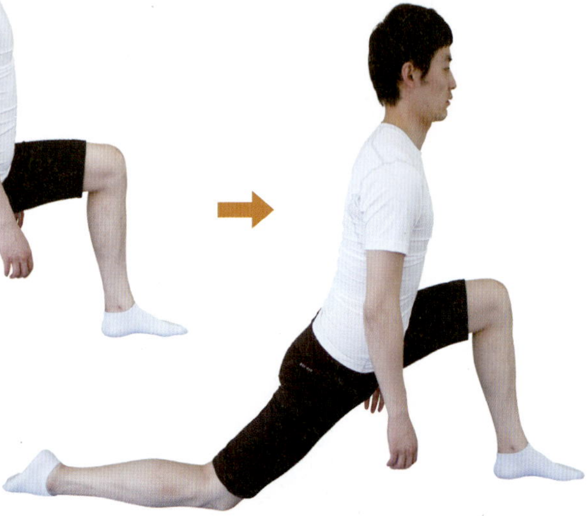

11 다리를 어깨넓이로 벌리고 똑바로 선 후 천천히 쪼그려 앉은 상태를 유지한다.

12 양다리를 붙이고 무릎을 편 후 책상을 잡고 천천히 상체를 뒤로 섲힌 상태로 유지한다.

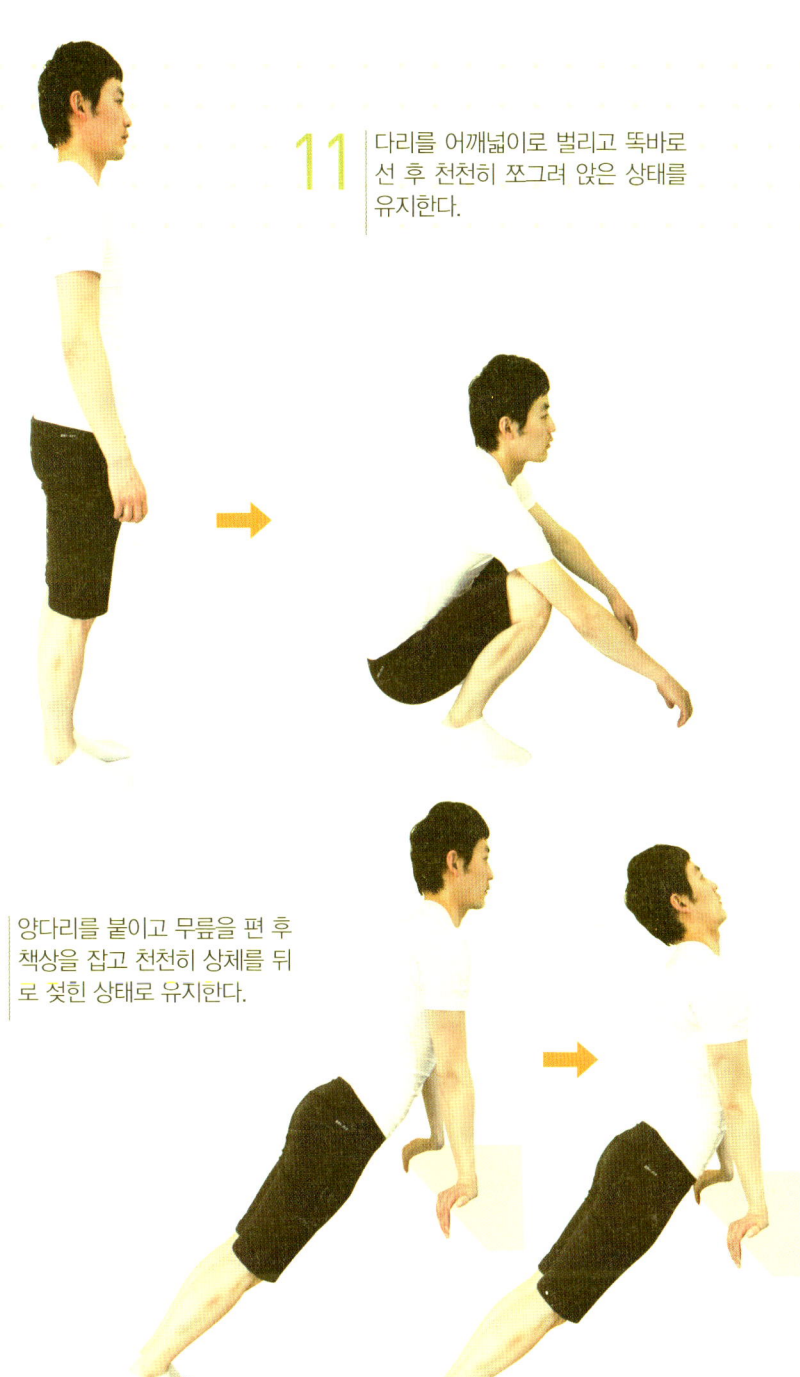

재활 환자가 쉽게 하는 허리 신전 운동법

허리 운동 / 환자 편

척추 근육 중 가장 약한 부위는 허리를 뒤로 젖히는 역할을 하는 '허리 신전근'이다. 이러한 허리와 등 근육을 강화하는 운동이 신전 운동이다. 특히 허리디스크 환자가 신전 운동을 하면 디스크 수핵이 신경이 없는 앞쪽으로 이동해 요통을 줄이는 효과를 볼 수 있다. 반면 척추관협착증, 척추관분리증, 척추전방전위증이 있는 환자는 이 운동을 하지 말아야 한다.

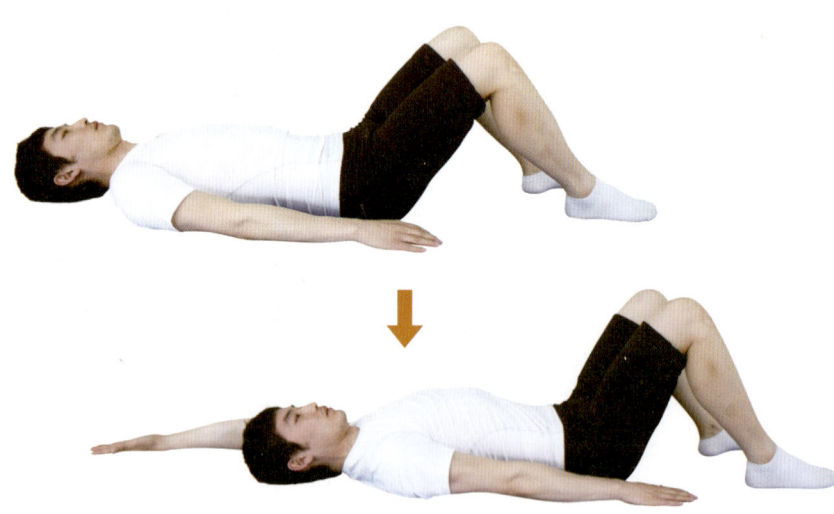

1 바로 누워서 왼쪽 팔은 위로, 오른쪽 팔은 아래로 당긴다(반대쪽도 실시).

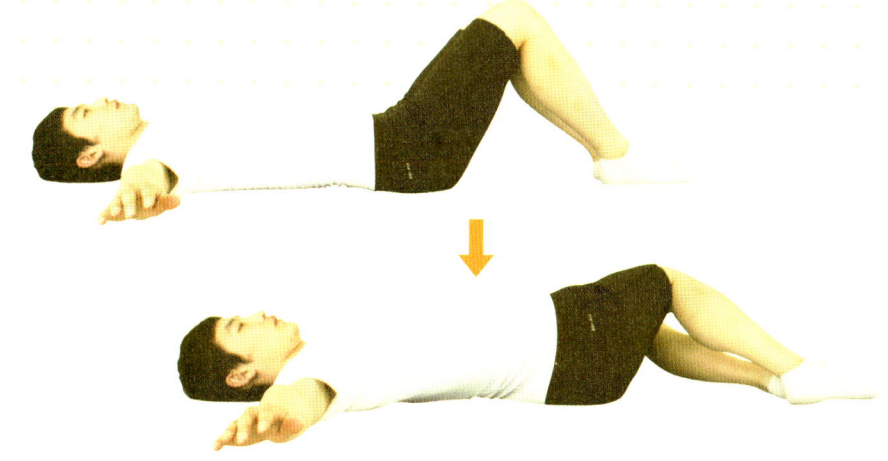

2 | 바로 누워서 양 무릎을 굽혀 양팔을 벌리고 양 무릎을 왼쪽으로 넘겨 허리가 비틀리게 돌려준다(반대쪽도 실시).

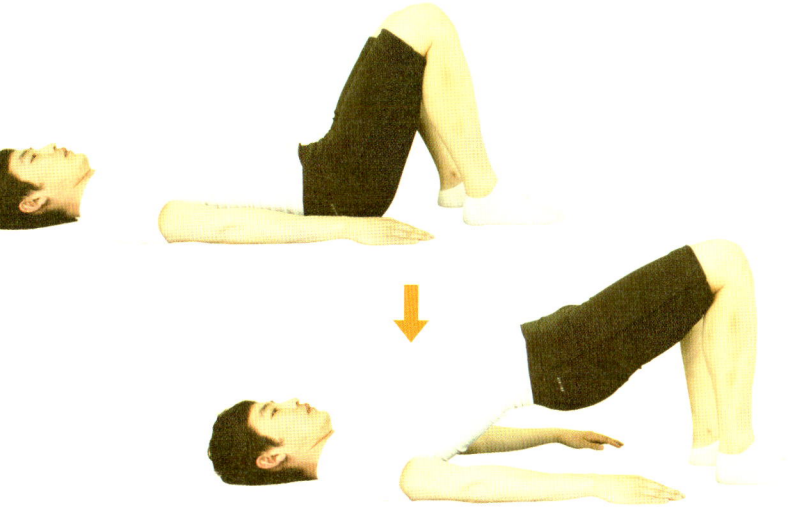

3 | 바로 누워서 무릎을 굽히고 발을 엉덩이 가까이 당겨 세우고 팔은 바닥에 댄 채 엉덩이와 허리를 들어준다.

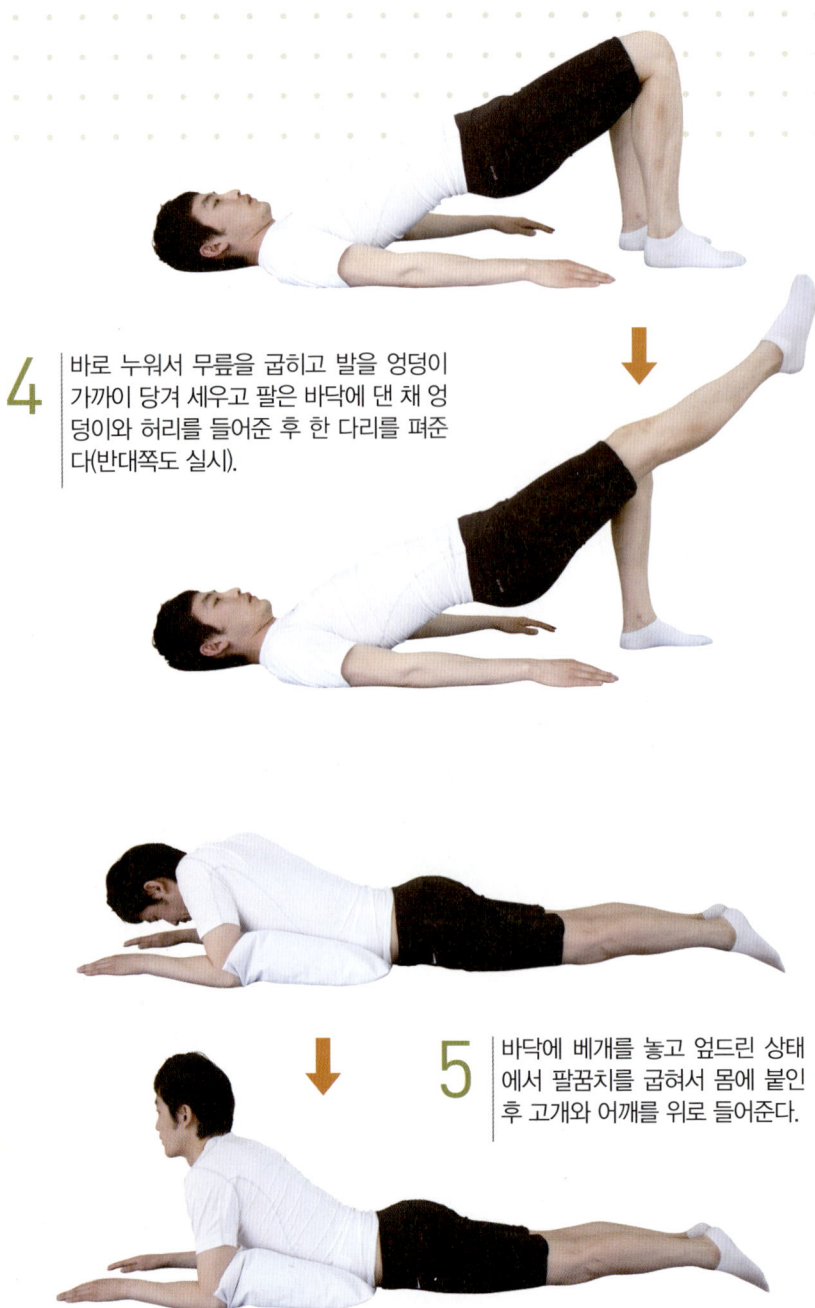

4 바로 누워서 무릎을 굽히고 발을 엉덩이 가까이 당겨 세우고 팔은 바닥에 댄 채 엉덩이와 허리를 들어준 후 한 다리를 펴준다(반대쪽도 실시).

5 바닥에 베개를 놓고 엎드린 상태에서 팔꿈치를 굽혀서 몸에 붙인 후 고개와 어깨를 위로 들어준다.

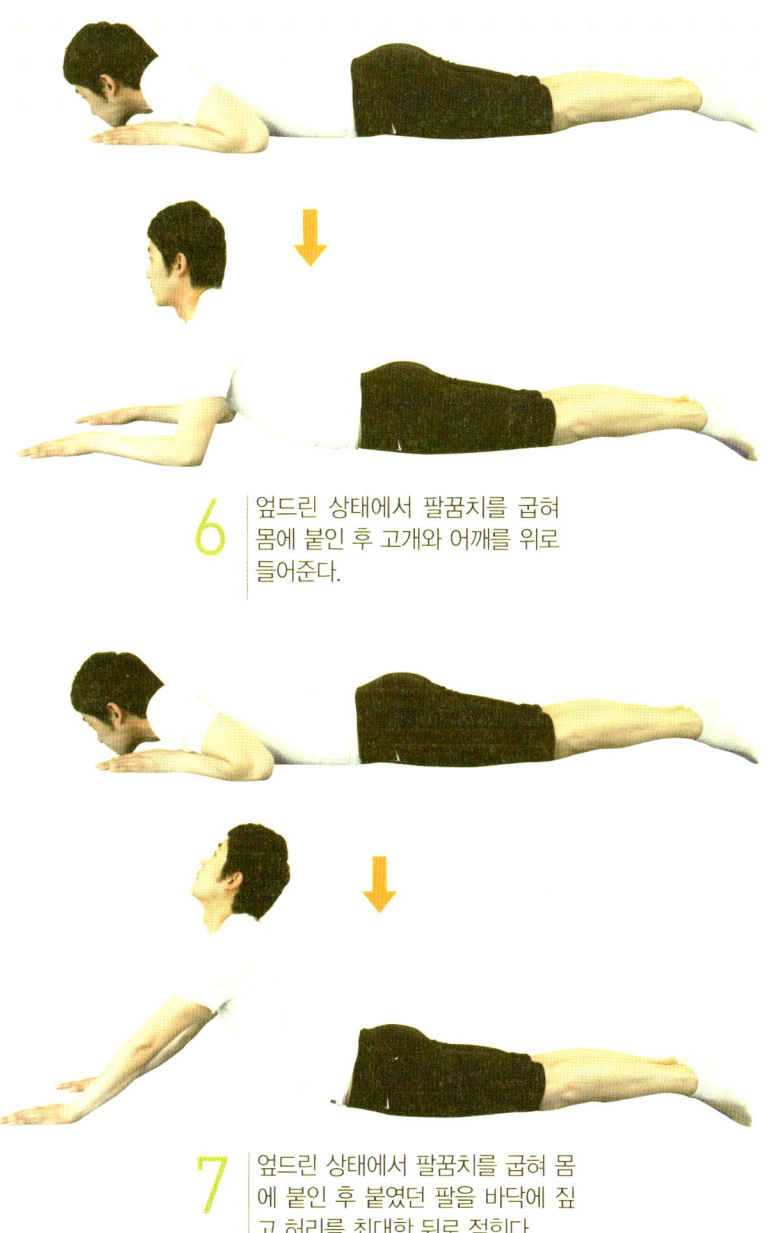

6 | 엎드린 상태에서 팔꿈치를 굽혀 몸에 붙인 후 고개와 어깨를 위로 들어준다.

7 | 엎드린 상태에서 팔꿈치를 굽혀 몸에 붙인 후 붙였던 팔을 바닥에 짚고 허리를 최대한 뒤로 젖힌다.

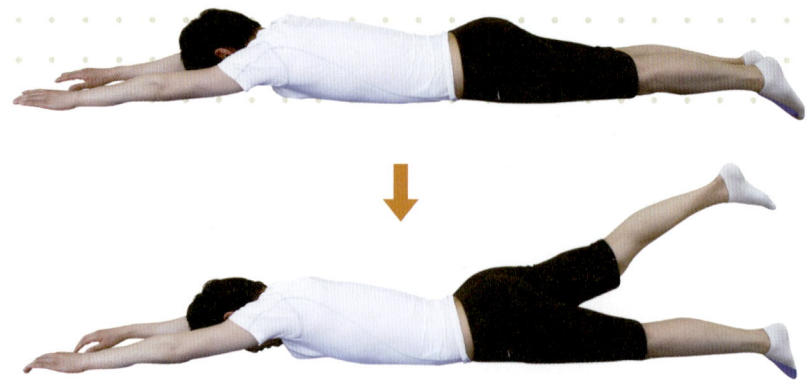

8 엎드린 자세에서 양손을 앞으로 하고 한쪽 다리를 무릎을 핀 채로 들어 올린다(반대쪽도 실시).

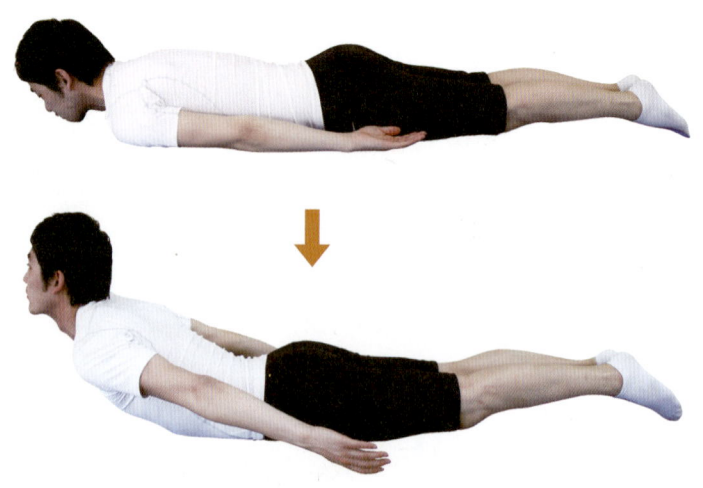

9 엎드린 자세에서 양손을 뒤로 하고 고개를 천천히 뒤로 젖힌다.

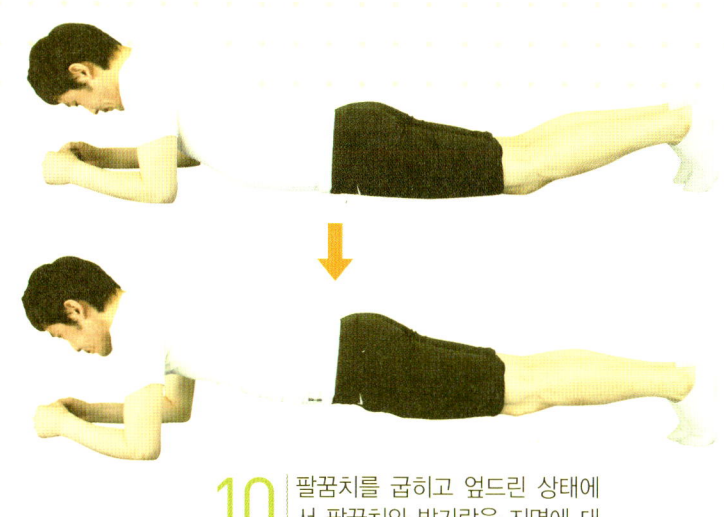

10 팔꿈치를 굽히고 엎드린 상태에서 팔꿈치와 발가락을 지면에 대고 몸을 수평을 유지하면서 천천히 들어 올린다.

11 무릎과 손을 바닥에 대고 몸을 바닥과 평행으로 만들고 허리 부분만 밑으로 내린다. 그리고 허리를 낙타등과 같이 위로 쭉 올리면서 고개를 가슴쪽으로 향하게 한다.

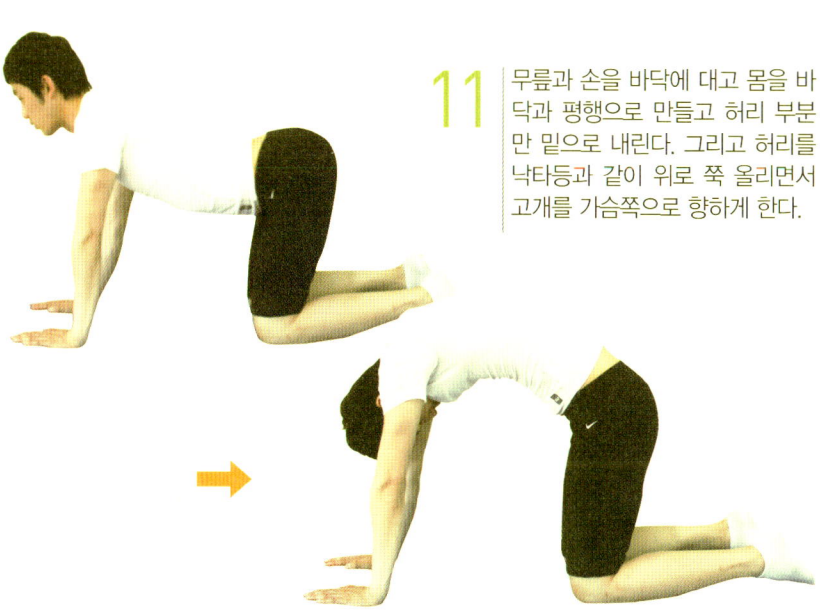

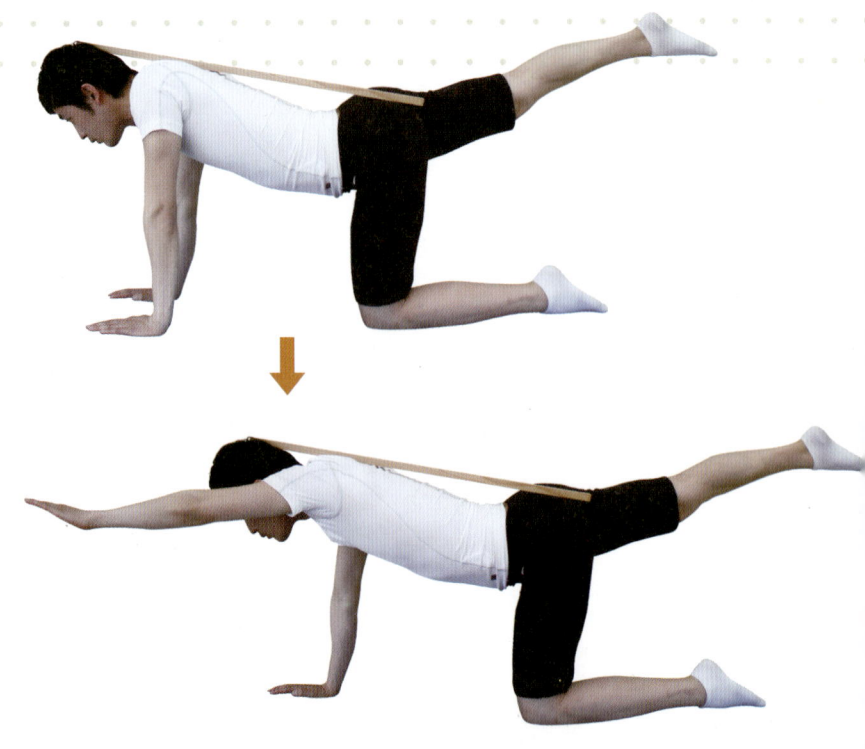

12 무릎과 손을 바닥에 대고 몸을 바닥면과 평행으로 만들어 한쪽팔과 반대쪽 다리를 교차하여 몸통과 일직선이 되도록 들어 올린다(반대쪽도 실시).

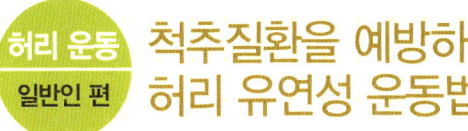

척추질환을 예방하는 허리 유연성 운동법

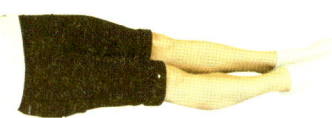

1 바로 누워서 양팔과 발목을 위, 아래로 최대한 길게 늘여준다.

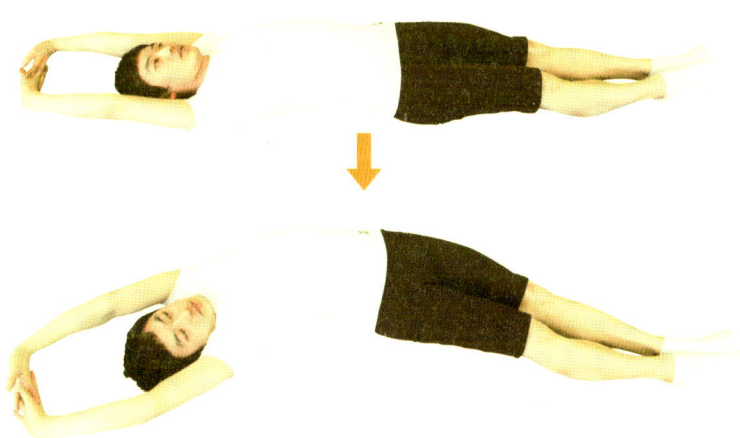

2 바로 누워서 양팔과 발목을 늘이고, C자형으로 만들어 준다(반대쪽도 실시).

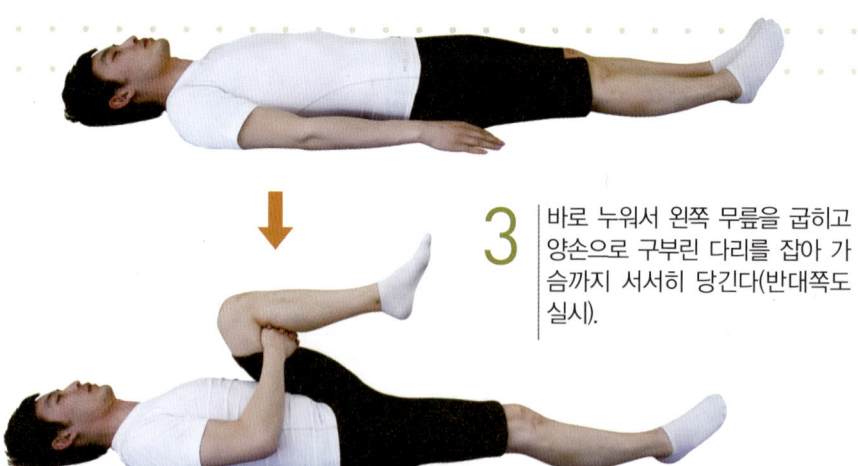

3 | 바로 누워서 왼쪽 무릎을 굽히고 양손으로 구부린 다리를 잡아 가슴까지 서서히 당긴다(반대쪽도 실시).

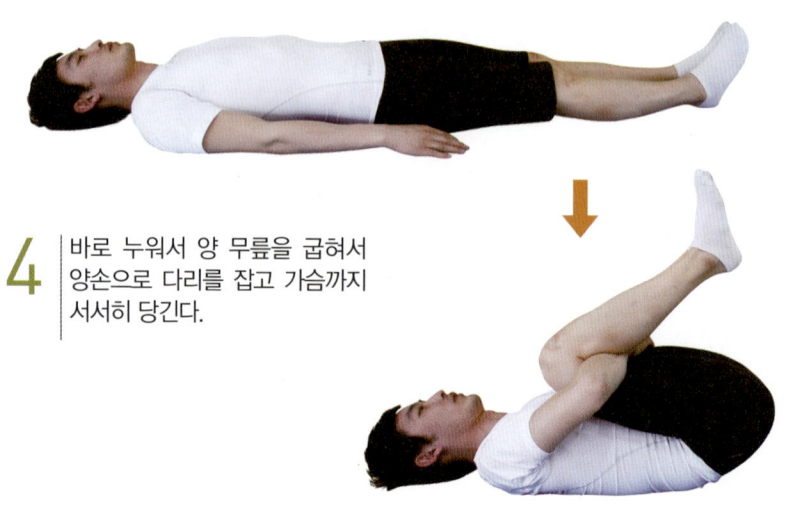

4 | 바로 누워서 양 무릎을 굽혀서 양손으로 다리를 잡고 가슴까지 서서히 당긴다.

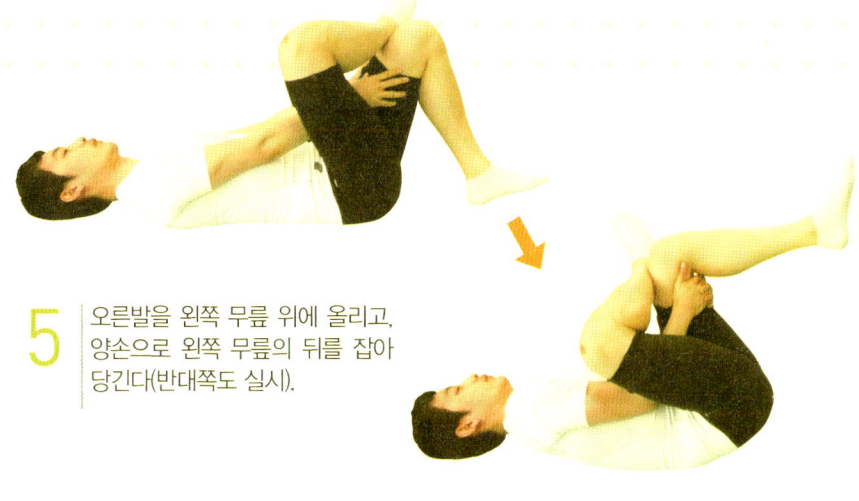

5   오른발을 왼쪽 무릎 위에 올리고, 양손으로 왼쪽 무릎의 뒤를 잡아 당긴다(반대쪽도 실시).

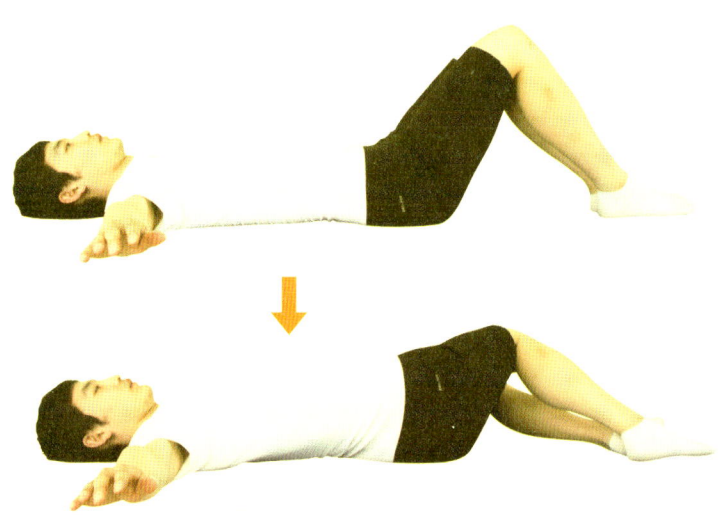

6   바로 누워서 양 무릎을 굽혀 양팔을 벌리고 양 무릎을 왼쪽으로 넘겨 허리가 비틀리게 돌려준다(반대쪽도 실시).

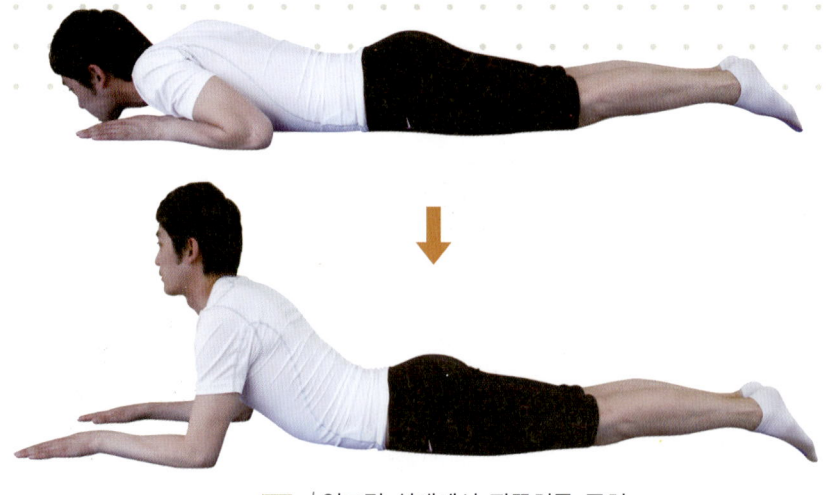

7 엎드린 상태에서 팔꿈치를 굽혀 몸통에 붙인 후 고개와 어깨를 위로 들어준다.

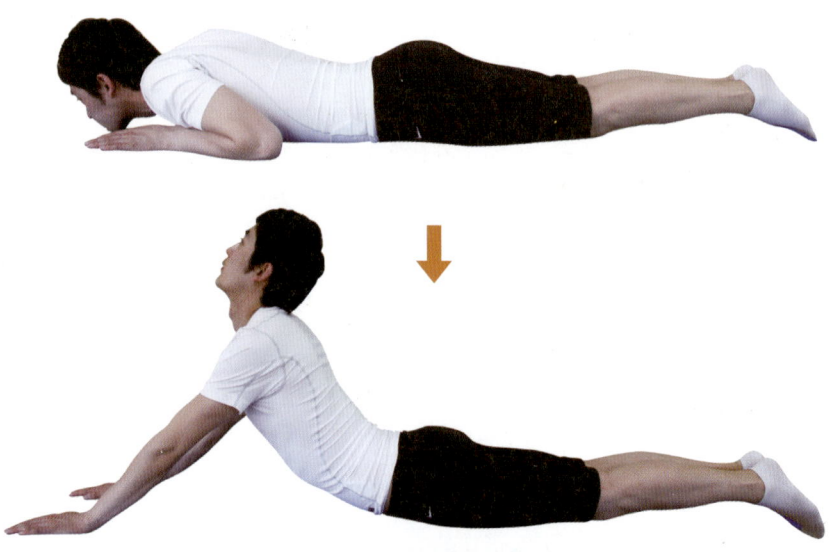

8 엎드린 상태에서 팔꿈치를 굽혀 몸통에 붙인 후 붙였던 팔을 바닥에 짚고 허리를 최대한 뒤로 젖힌다.

9 무릎과 손을 바닥에 대고 몸을 바닥과 평행으로 만들고 허리 부분만 밑으로 내린다. 그리고 허리를 낙타등과 같이 위로 쭉 올리면서 고개를 가슴쪽으로 향하게 한다.

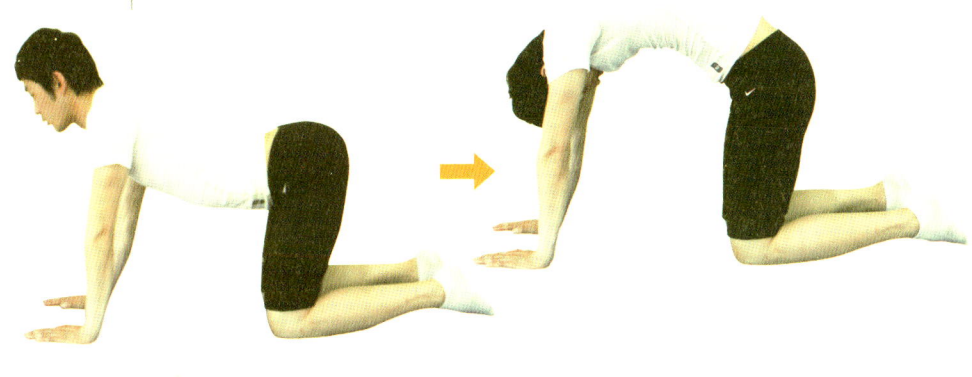

10 무릎과 손을 바닥에 대고 몸을 바닥면과 평행으로 만들어 한쪽팔과 반대쪽 다리를 교차하여 몸과 일직선이 되도록 들어 올린다(반대쪽도 실시).

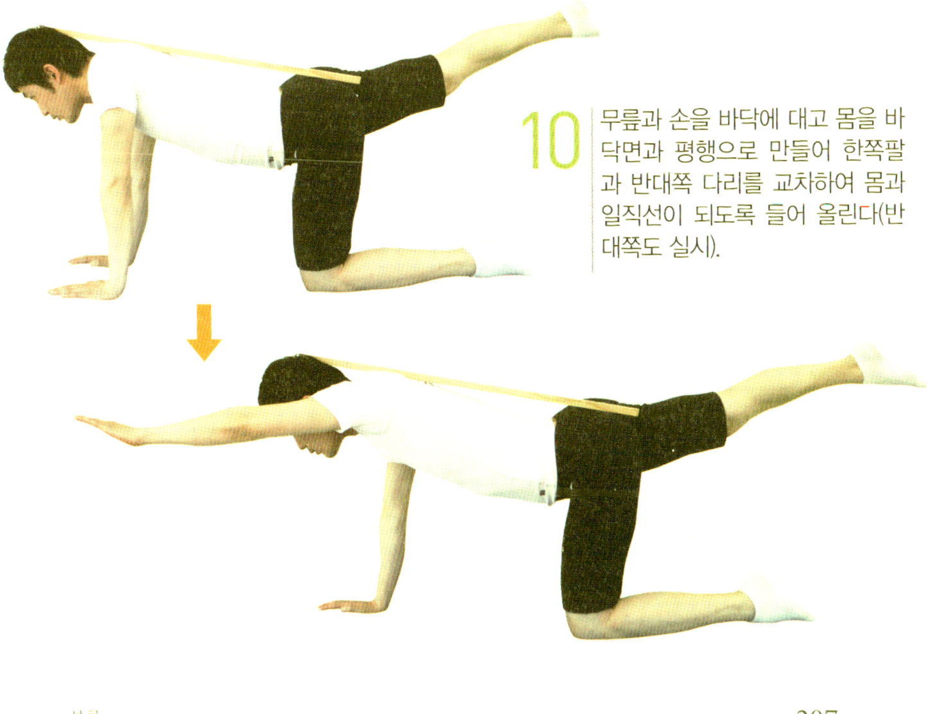

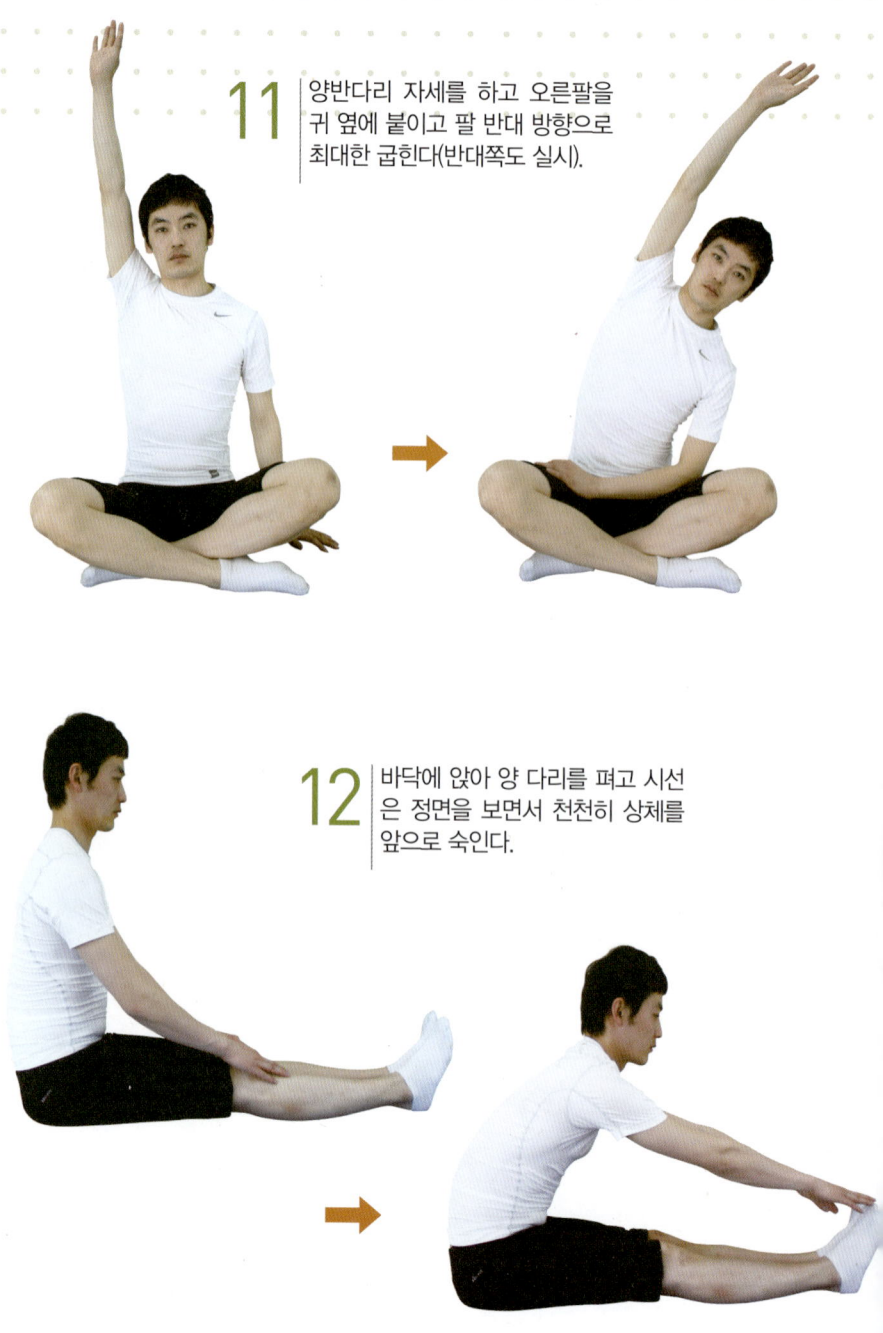

11 양반다리 자세를 하고 오른팔을 귀 옆에 붙이고 팔 반대 방향으로 최대한 굽힌다(반대쪽도 실시).

12 바닥에 앉아 양 다리를 펴고 시선은 정면을 보면서 천천히 상체를 앞으로 숙인다.

척추질환을 예방하는 허리 근력 강화 운동법

허리 운동 / 일반인 편

허리 강화 운동이란 통증을 줄이고 요통의 재발을 막기 위해서 복부 근육과 허리 근육을 강화시켜주는 것이다. 급성 통증이 사라진 후 이 운동을 규칙적으로 하면 요통에서 벗어날 수도 있다. 알아둘 점은 허리 강화 운동이 나빠진 척추체나 추간판을 좋아지게 하지 않는다는 것이다. 허리 지지 구조를 튼튼하게 하여 요통을 줄이고 퇴행성 변화를 더디게 할 뿐이다.

1 바로 누워서 무릎을 굽히고 상체를 들어 올려 자세를 유지한다.

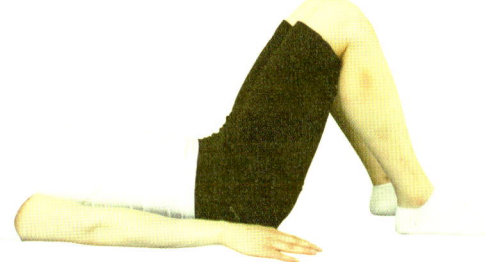

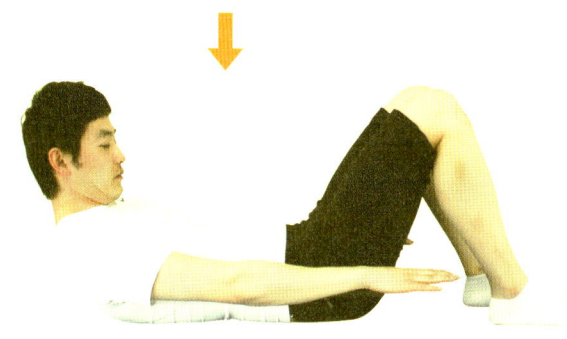

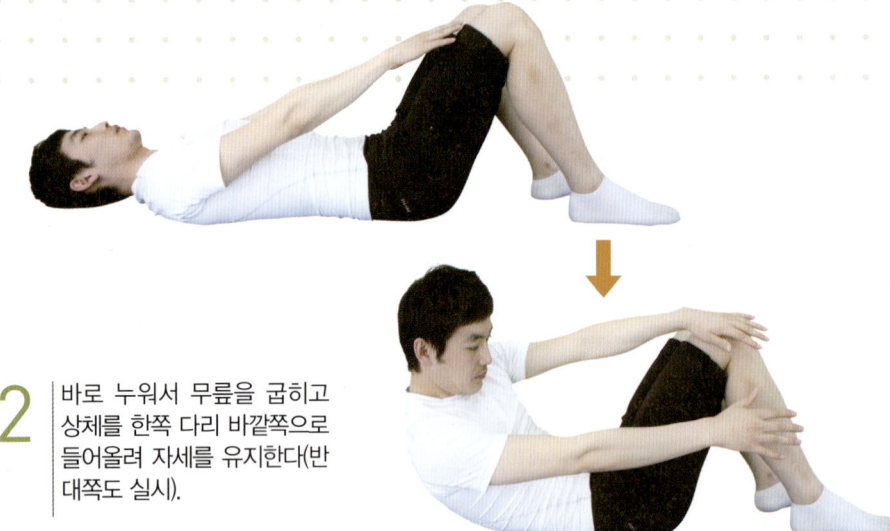

2 바로 누워서 무릎을 굽히고 상체를 한쪽 다리 바깥쪽으로 들어올려 자세를 유지한다(반대쪽도 실시).

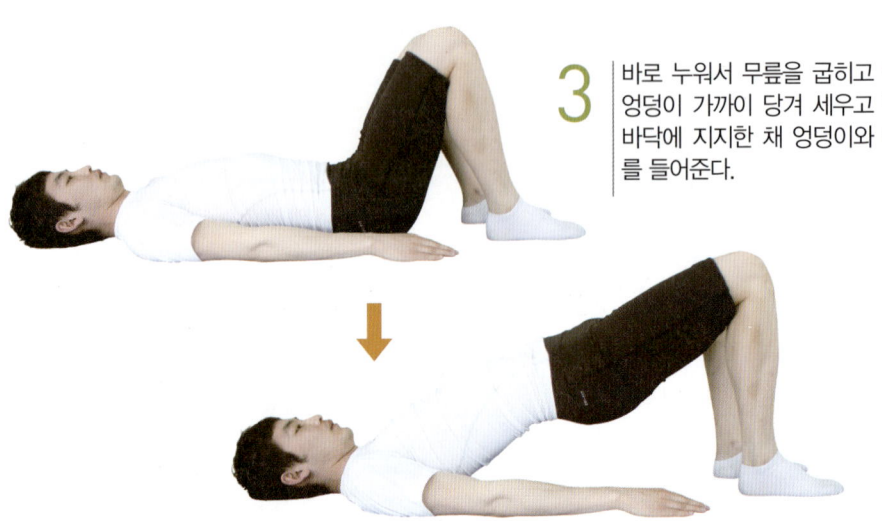

3 바로 누워서 무릎을 굽히고 발을 엉덩이 가까이 당겨 세우고 팔은 바닥에 지지한 채 엉덩이와 허리를 들어준다.

4 | 바로 누워서 무릎을 굽혀 발을 엉덩이 가까이 당겨 세우고 팔은 바닥에 지지한 채 엉덩이와 허리를 들어준 후 한 다리를 펴준다(반대쪽도 실시).

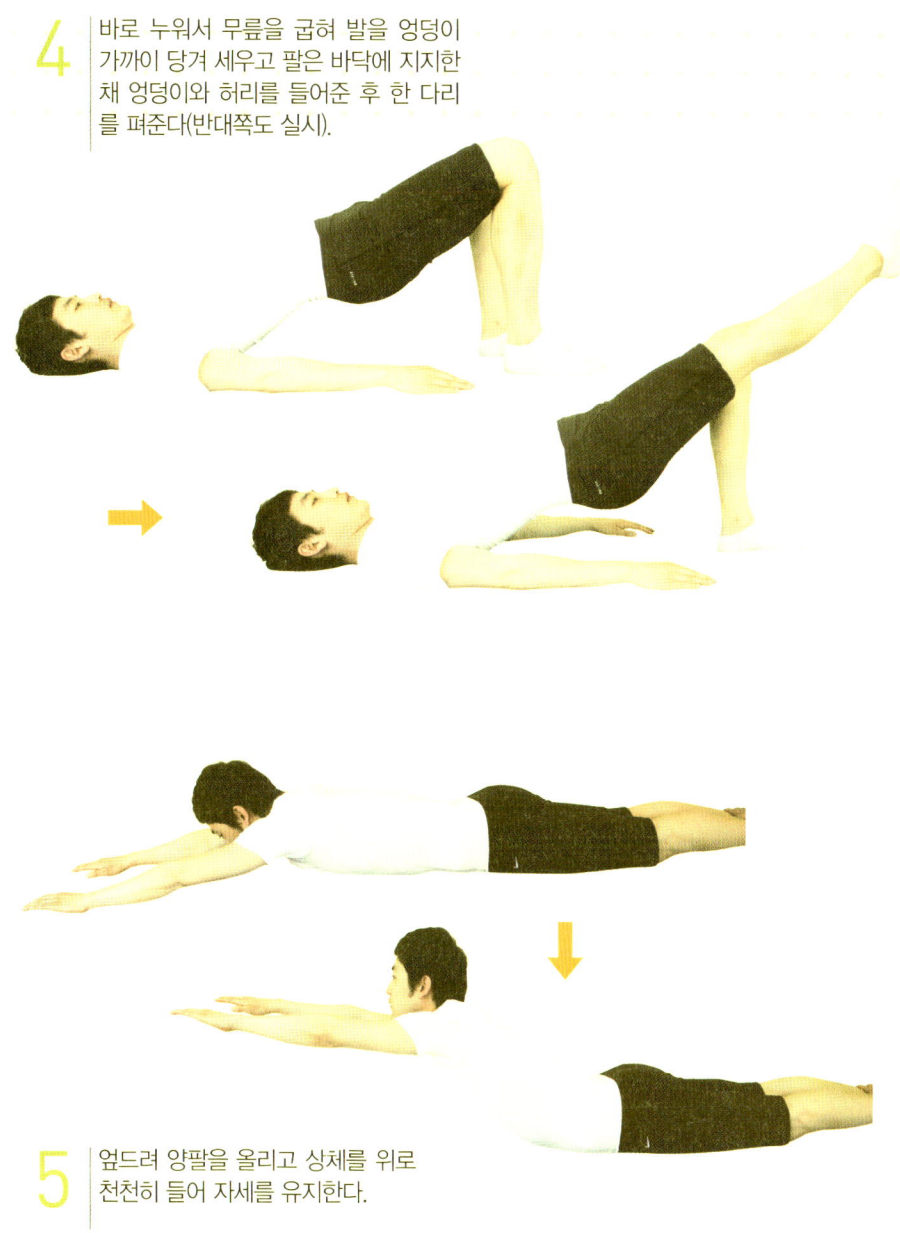

5 | 엎드려 양팔을 올리고 상체를 위로 천천히 들어 자세를 유지한다.

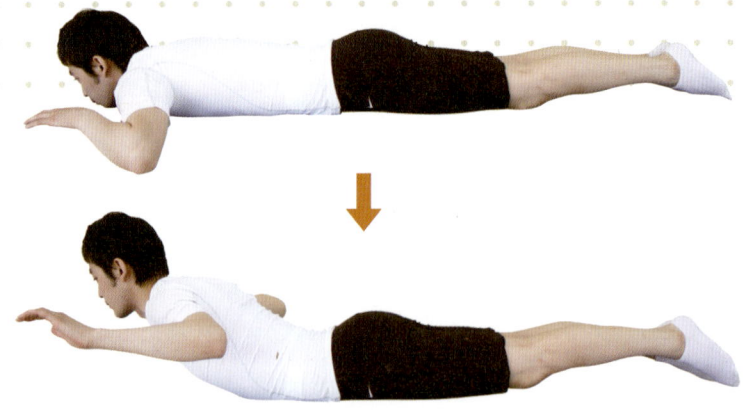

6 엎드려 양팔을 옆으로 벌린 상태에서 상체를 위로 천천히 들어 자세를 유지한다.

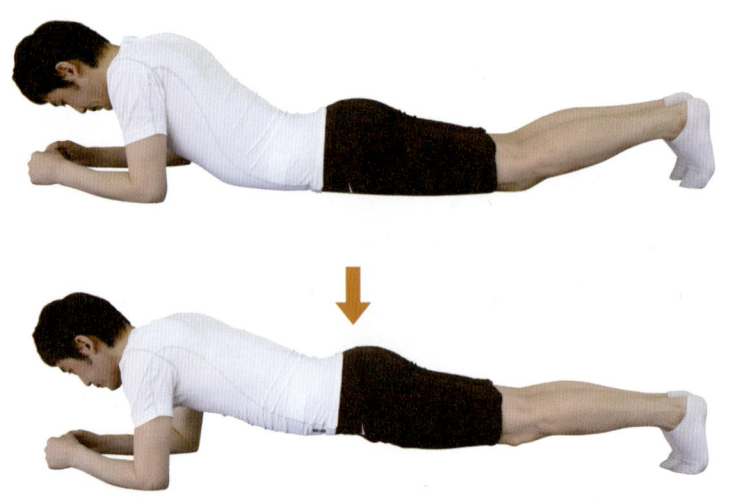

7 엎드린 상태에서 팔꿈치와 발을 지탱하여 몸을 일직선으로 유지한다.

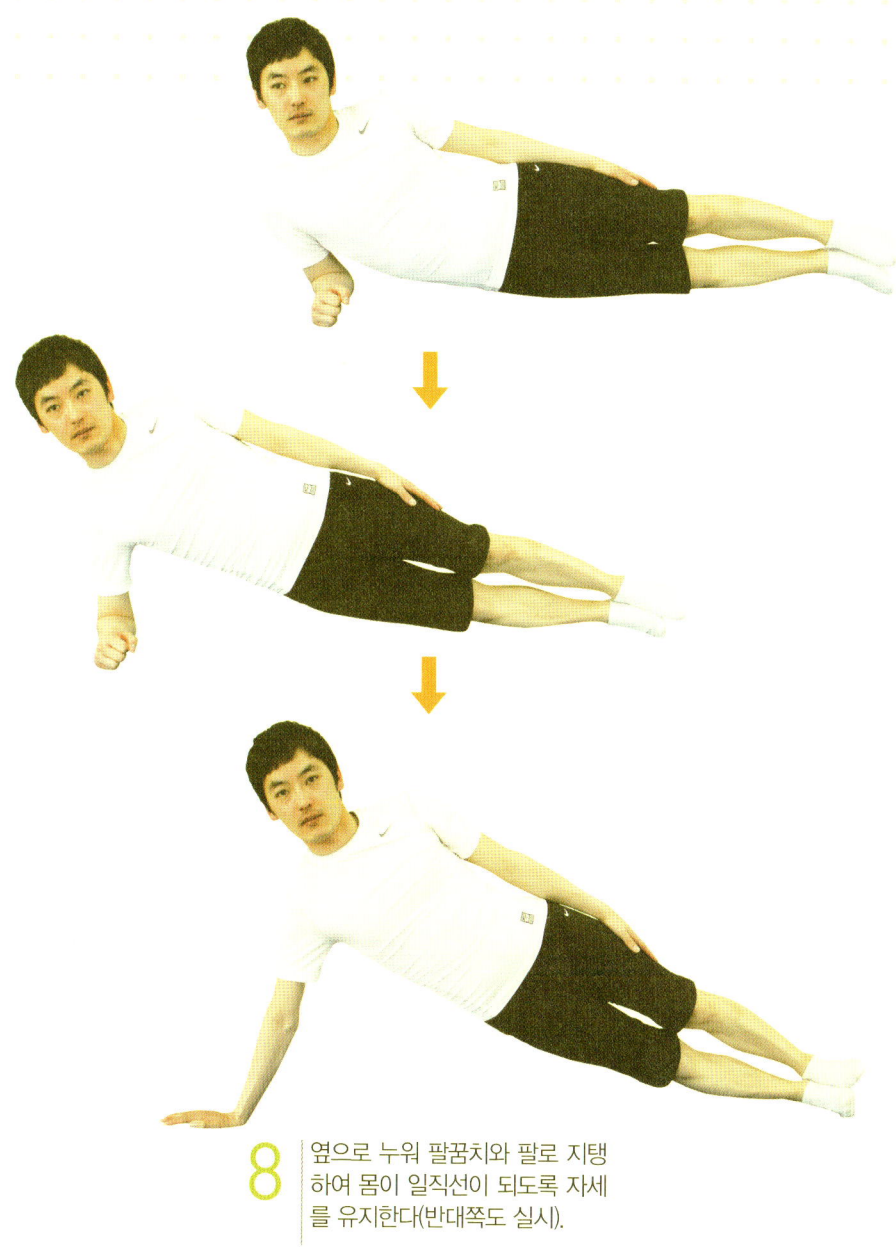

8 옆으로 누워 팔꿈치와 팔로 지탱하여 몸이 일직선이 되도록 자세를 유지한다(반대쪽도 실시).

9 볼 위에 앉아서 무릎과 팔을 교차해 들어 올려 자세를 유지한다(반대쪽도 실시).

10 볼 위에 누워서 상체를 들어 배에 힘이 들어가도록 자세를 유지한다.

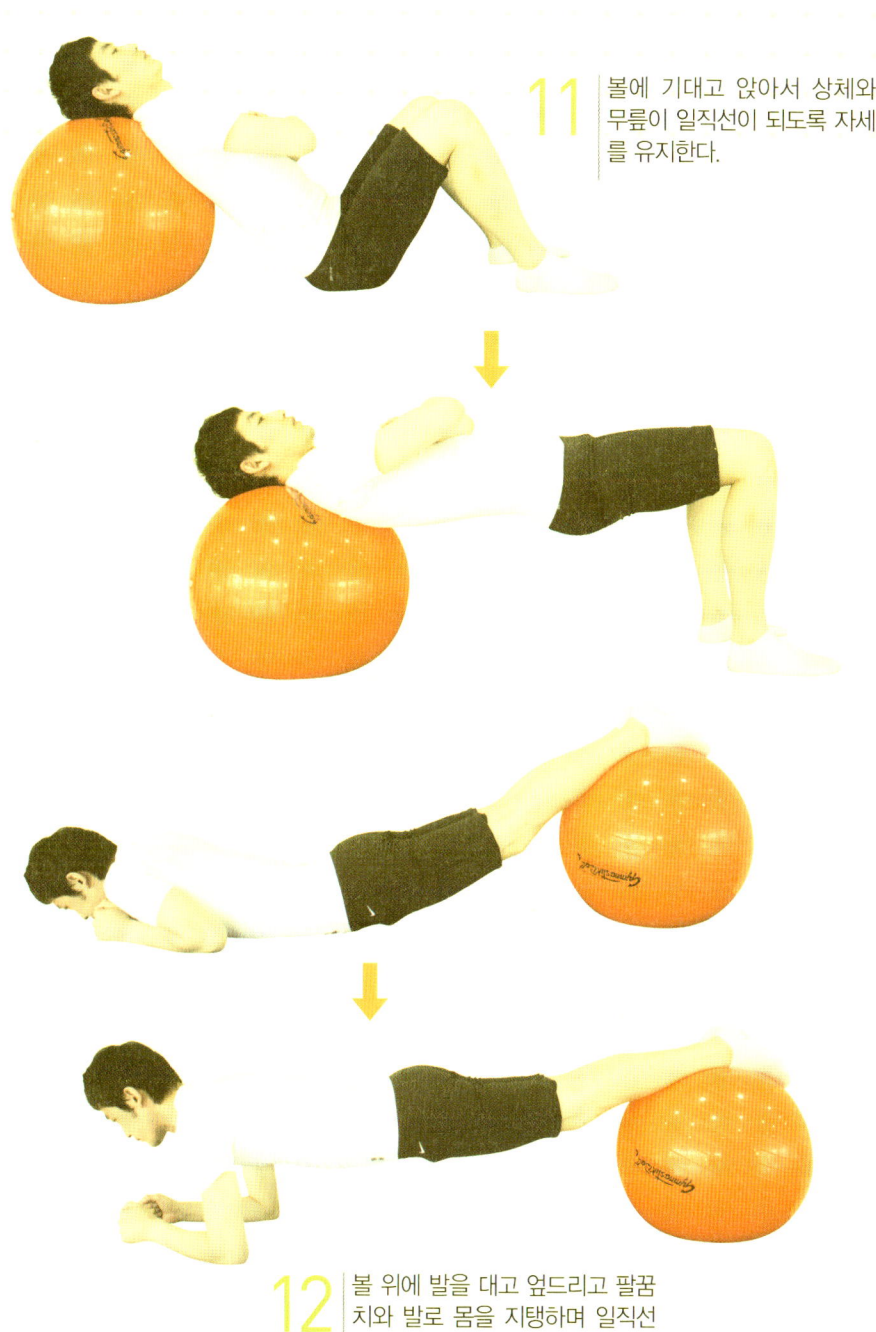

11 볼에 기대고 앉아서 상체와 무릎이 일직선이 되도록 자세를 유지한다.

12 볼 위에 발을 대고 엎드리고 팔꿈치와 발로 몸을 지탱하며 일직선으로 유지한다.

허리 운동 일반인 편 | 척추질환을 예방하는 허리 튼튼 운동법

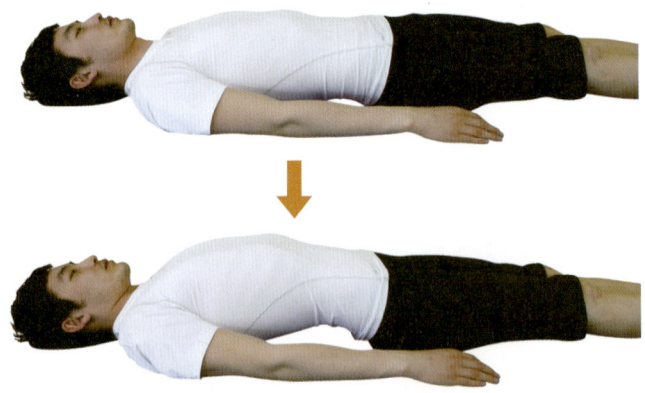

1 바로 누워서 가슴을 최대한 위로 올린 상태로 자세를 유지한다.

2 바로 누워서 무릎을 굽히고 골반이 약간 들리도록 무릎을 올려 자세를 유지한다.

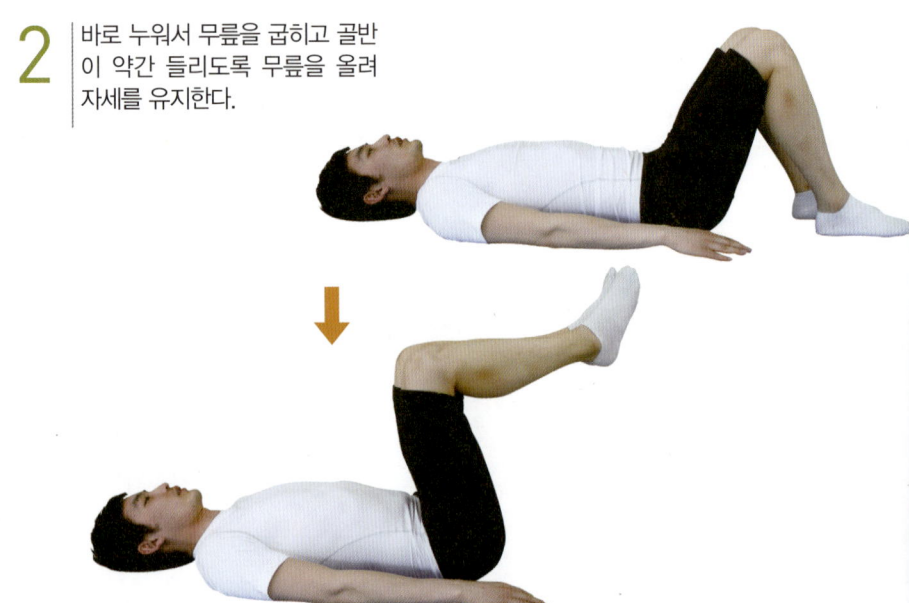

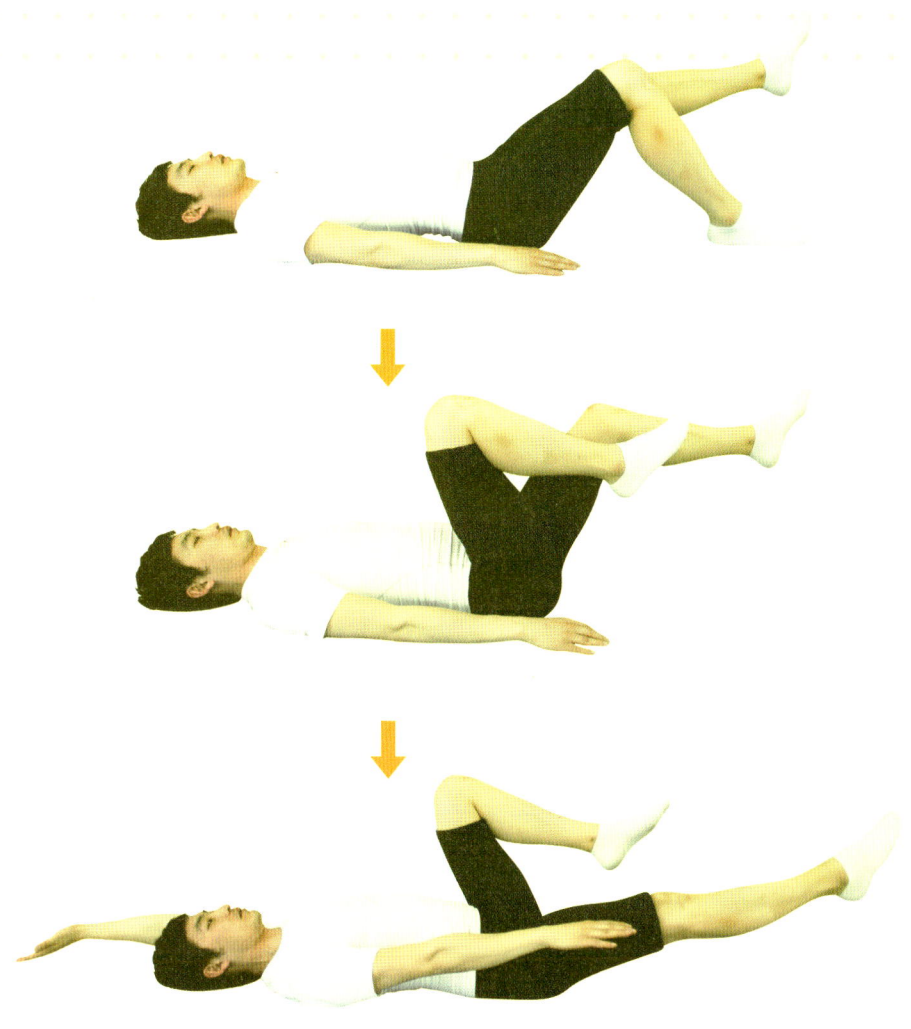

3 | 바로 누워서 무릎을 올리고 팔과 다리를 교차한 상태로 자세를 유지한다(반대쪽도 실시).

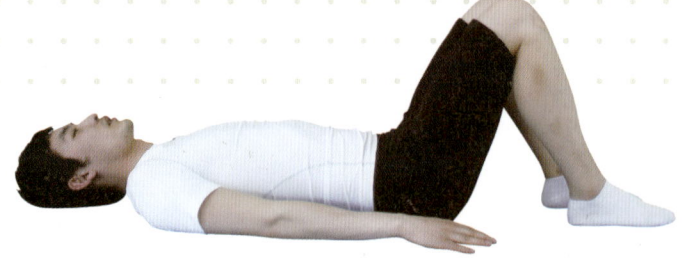

4 　무릎을 굽히고 바로 누워서 머리를 들어 배에 힘이 들어가도록 자세를 유지한다.

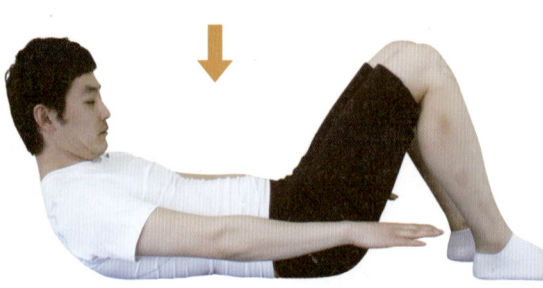

5 　엎드려 양팔을 올린 상태에서 상체를 위로 천천히 올려 자세를 유지한다.

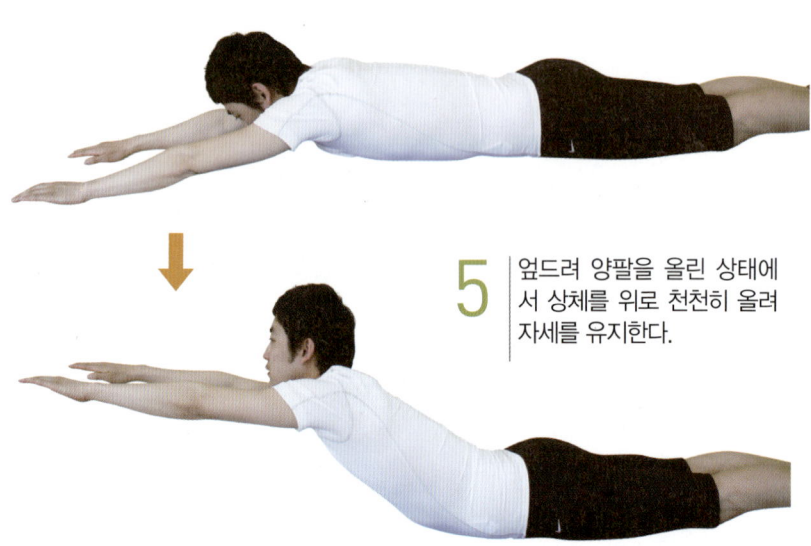

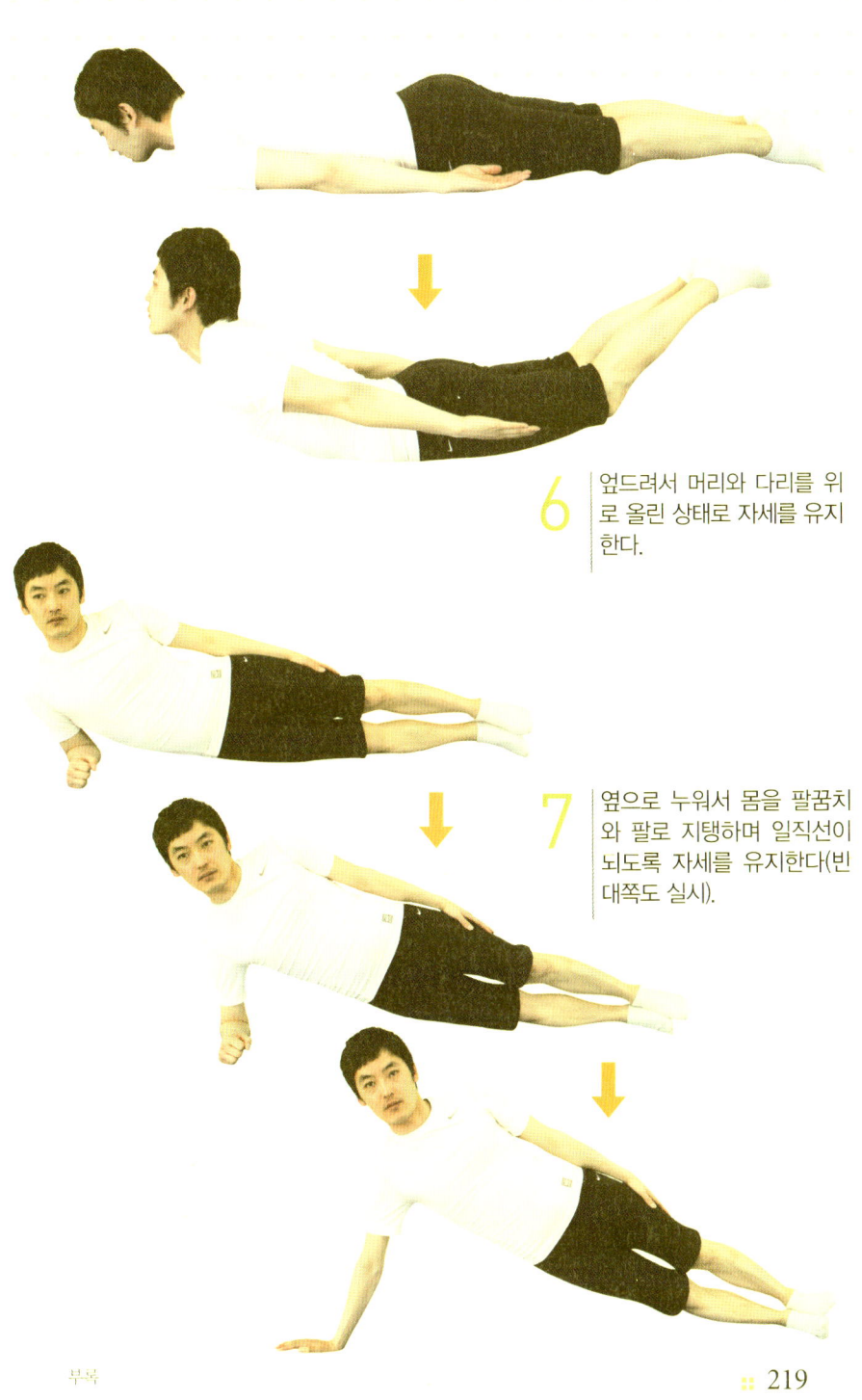

6 엎드려서 머리와 다리를 위로 올린 상태로 자세를 유지한다.

7 옆으로 누워서 몸을 팔꿈치와 팔로 지탱하며 일직선이 되도록 자세를 유지한다(반대쪽도 실시).

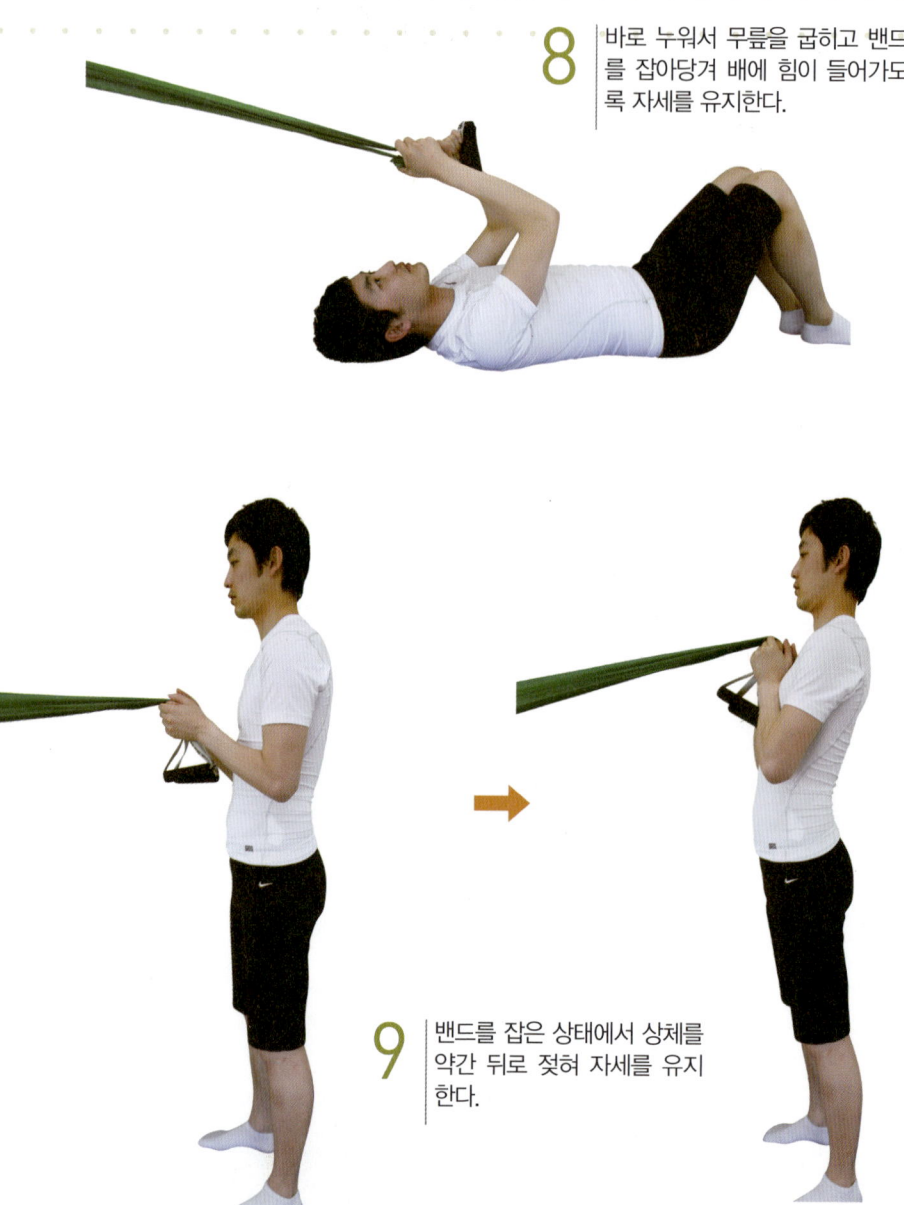

8 바로 누워서 무릎을 굽히고 밴드를 잡아당겨 배에 힘이 들어가도록 자세를 유지한다.

9 밴드를 잡은 상태에서 상체를 약간 뒤로 젖혀 자세를 유지한다.

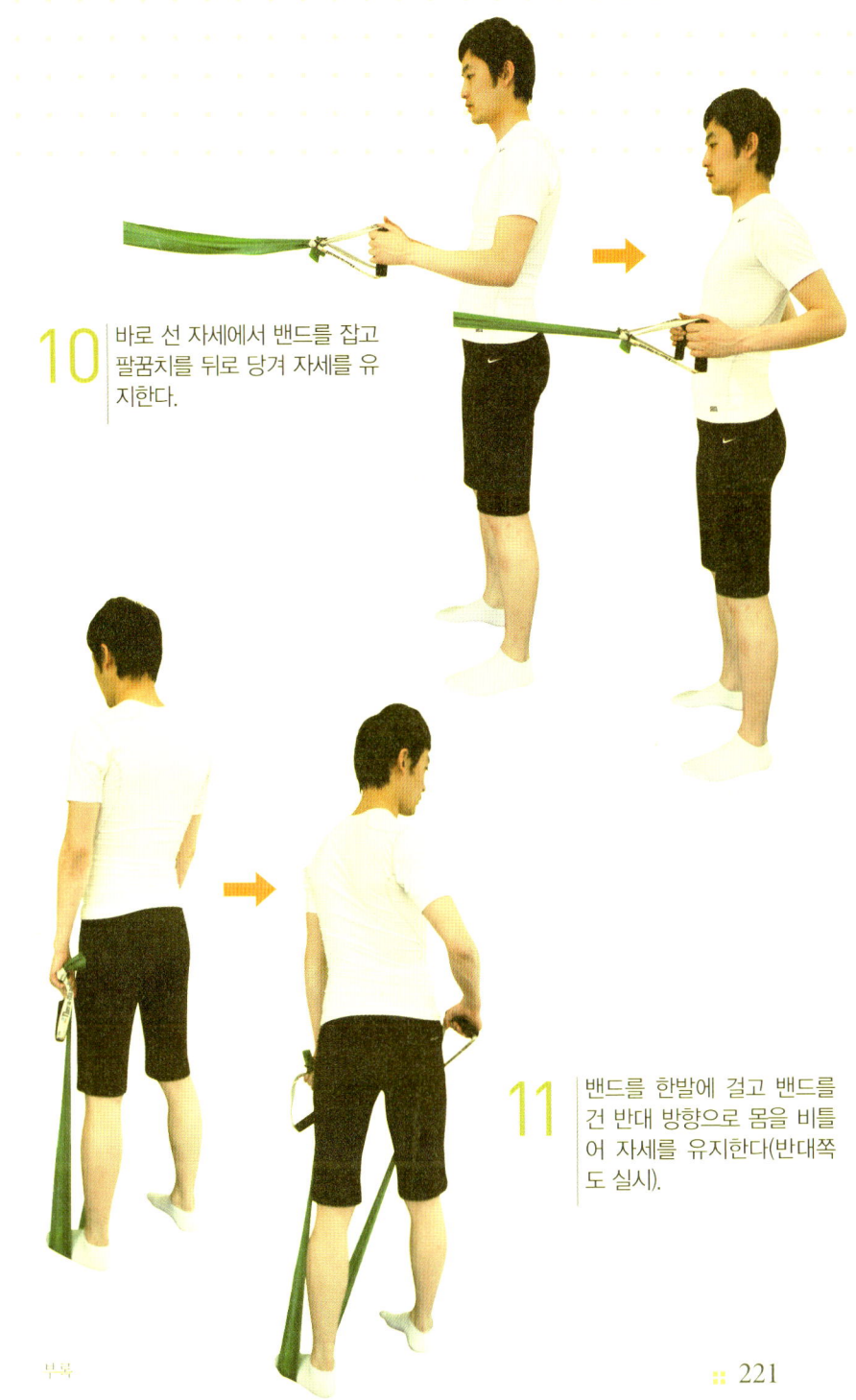

10 바로 선 자세에서 밴드를 잡고 팔꿈치를 뒤로 당겨 자세를 유지한다.

11 밴드를 한발에 걸고 밴드를 건 반대 방향으로 몸을 비틀어 자세를 유지한다(반대쪽도 실시).

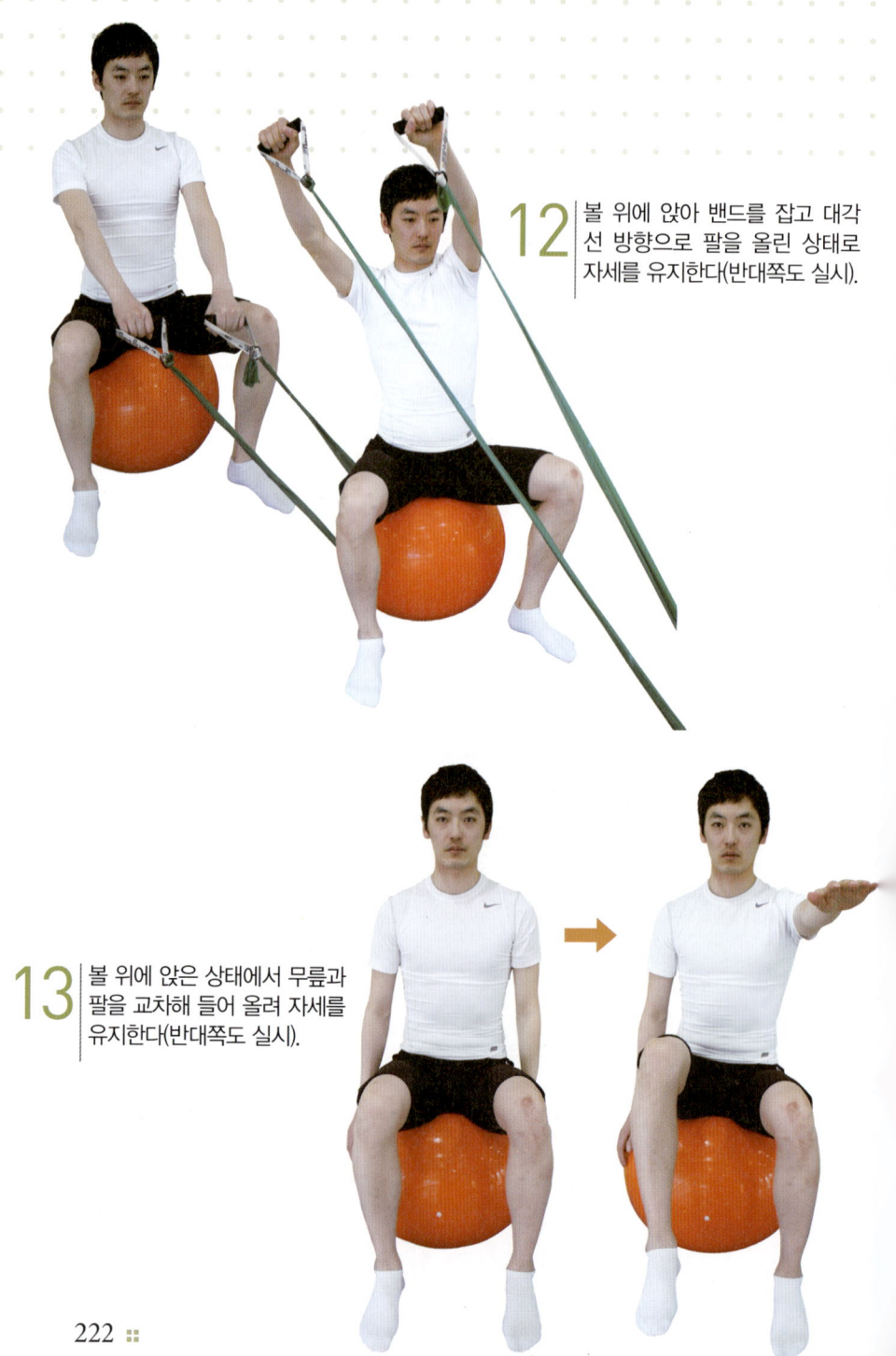

12 볼 위에 앉아 밴드를 잡고 대각선 방향으로 팔을 올린 상태로 자세를 유지한다(반대쪽도 실시).

13 볼 위에 앉은 상태에서 무릎과 팔을 교차해 들어 올려 자세를 유지한다(반대쪽도 실시).

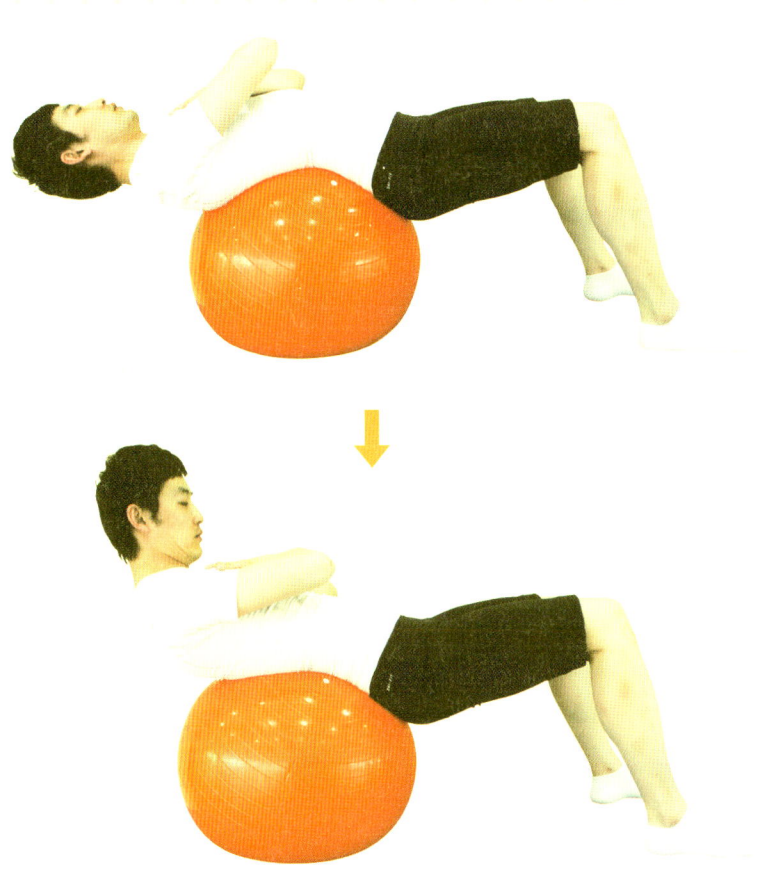

14 볼 위에 누워서 상체를 들어 배에 힘이 들어가도록 자세를 유지한다.

재활 환자가 쉽게 하는 목디스크 운동법(1단계)

목 운동 환자 편

목디스크로 인한 시술이나 수술을 받은 환자들이 초기에 진행할 수 있는 운동법이며 특히 수술한 환자분들은 보조기를 착용한 상태에서 진행한다.

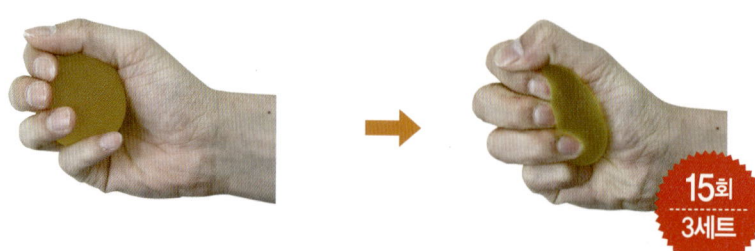

15회 3세트

1. 고무공을 손으로 잡고 손가락으로 공을 강하게 쥐었다 폈다를 반복한다.

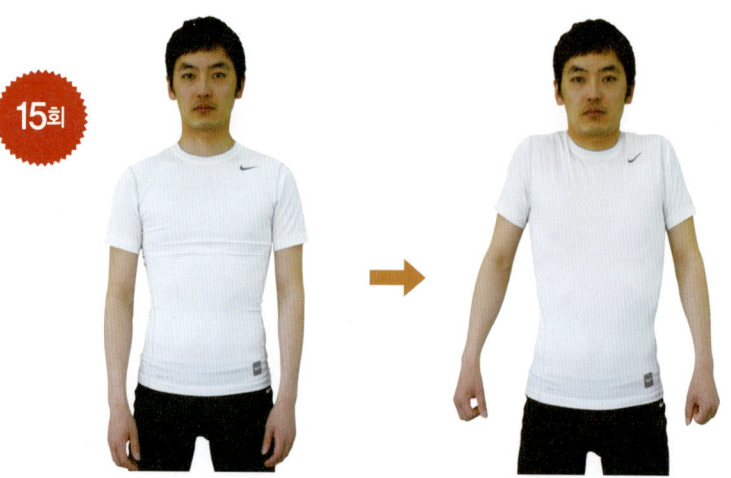

15회

2. 편한 자세로 양쪽 어깨의 수평을 유지하면서 천천히 위로 올렸다가 다시 천천히 아래로 내리는 것을 반복한다.

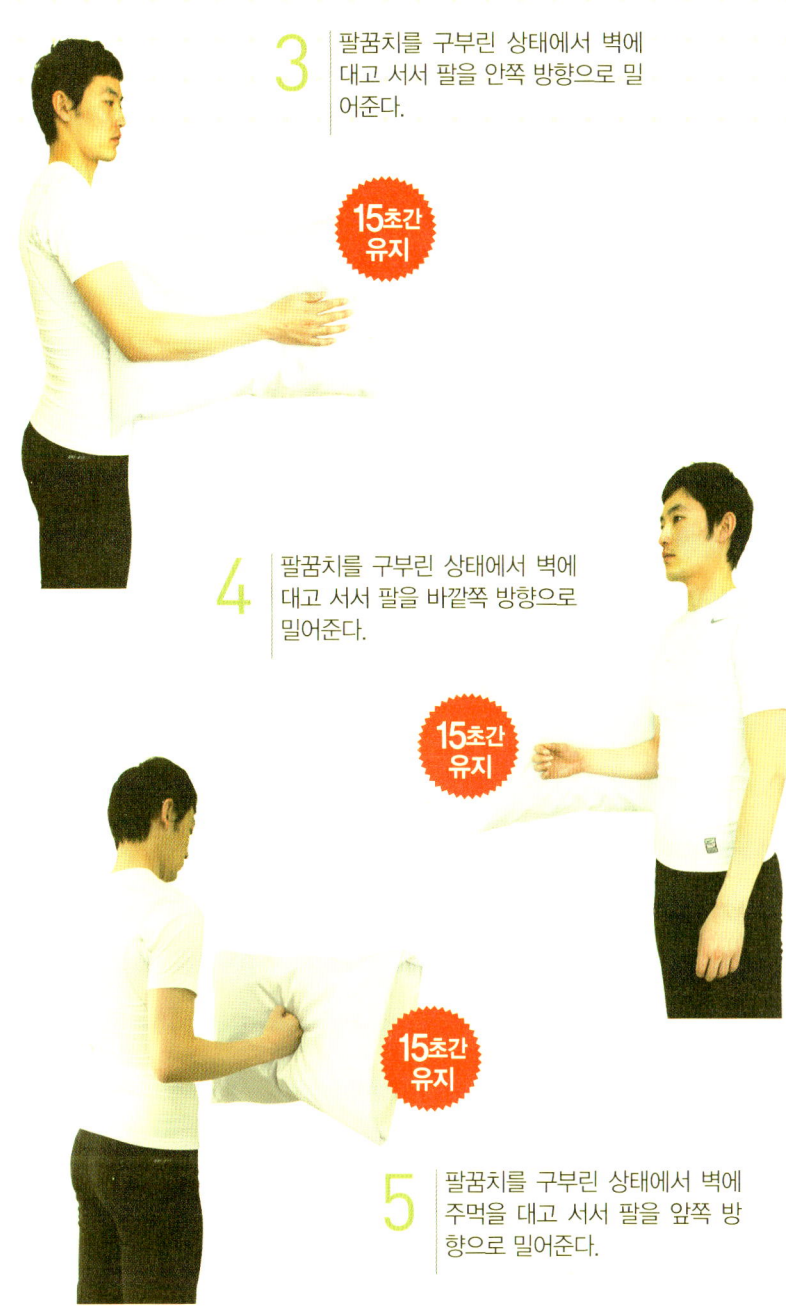

3 팔꿈치를 구부린 상태에서 벽에 대고 서서 팔을 안쪽 방향으로 밀어준다.

4 팔꿈치를 구부린 상태에서 벽에 대고 서서 팔을 바깥쪽 방향으로 밀어준다.

5 팔꿈치를 구부린 상태에서 벽에 주먹을 대고 서서 팔을 앞쪽 방향으로 밀어준다.

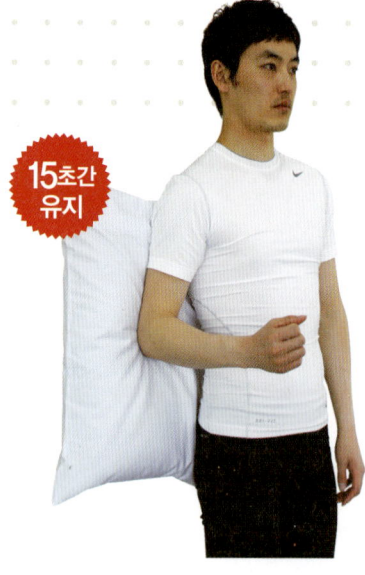

6 | 팔꿈치를 구부린 상태에서 벽에 팔꿈치를 대고 서서 팔을 뒤쪽 방향으로 밀어준다.

7 | 한손을 이마에 대고 목이 움직이지 않게 하며 이마와 손바닥을 서로 밀어준다.

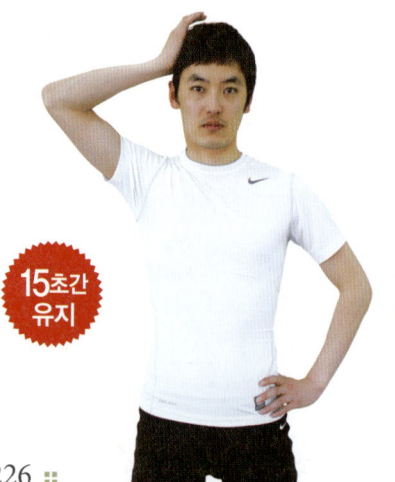

8 | 한손을 머리에 대고 목이 움직이지 않게 하며 머리와 손바닥을 서로 밀어준다(반대쪽도 실시).

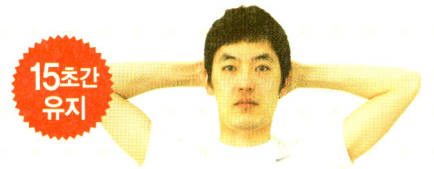

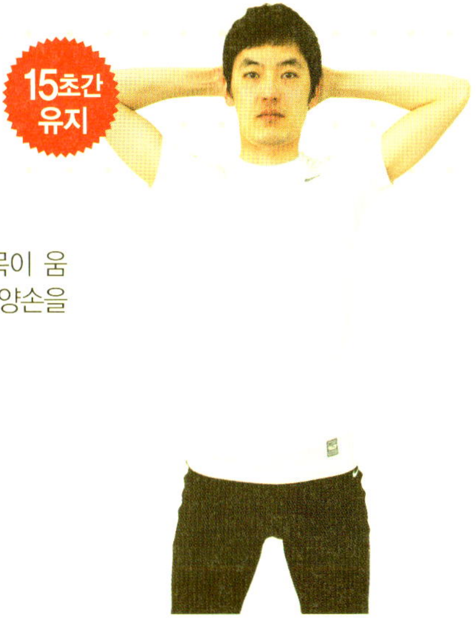

9 뒤통수에 손깍지를 대고 목이 움직이지 않게 하여 머리와 양손을 서로 밀어준다.

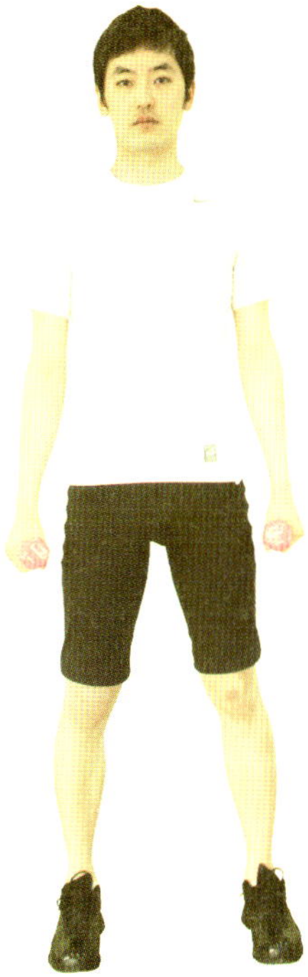

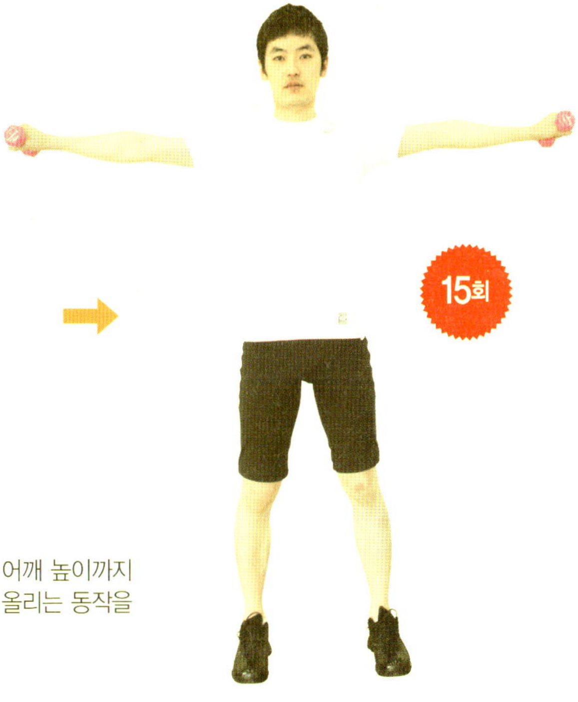

10 덤벨을 쥔 상태에서 어깨 높이까지 팔을 옆으로 천천히 올리는 동작을 반복한다.

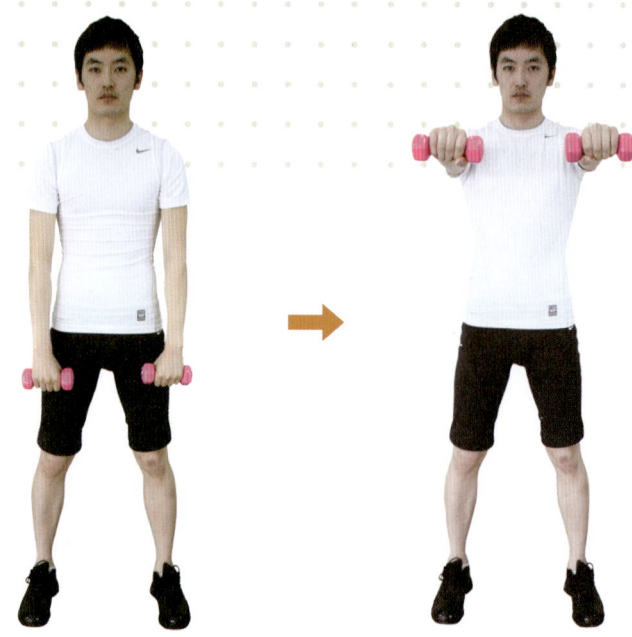

11 덤벨을 쥔 상태에서 어깨 높이까지 팔을 앞으로 천천히 올리는 동작을 반복한다.

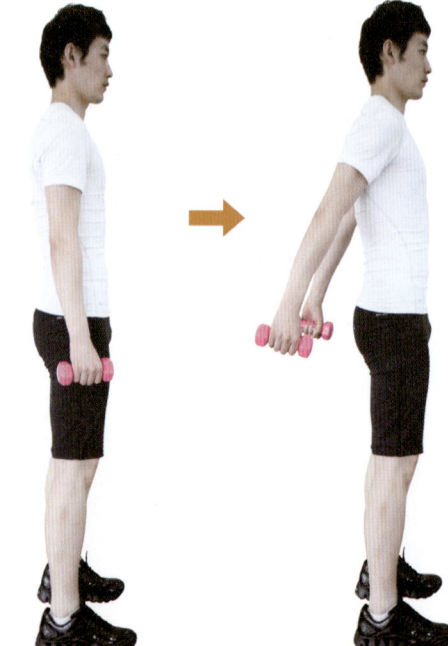

12 덤벨을 쥔 상태에서 몸을 숙이지 않으면서 팔을 뒤로 천천히 올리는 동작을 반복한다.

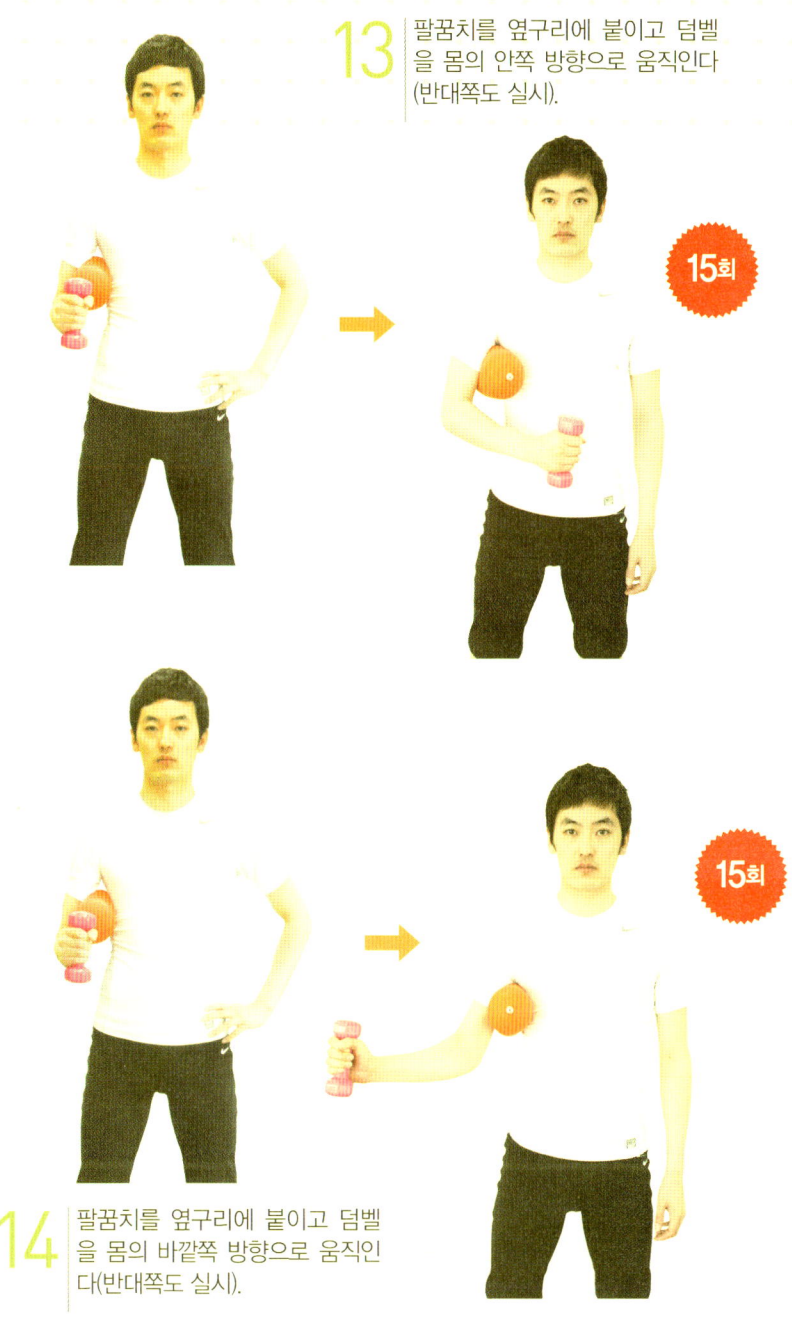

13 팔꿈치를 옆구리에 붙이고 덤벨을 몸의 안쪽 방향으로 움직인다 (반대쪽도 실시).

14 팔꿈치를 옆구리에 붙이고 덤벨을 몸의 바깥쪽 방향으로 움직인다(반대쪽도 실시).

목 운동 환자 편 — 재활 환자가 쉽게 하는 목디스크 운동법(2단계)

목디스크로 인해 수술한 환자는 보조기를 제거한 이후에 운동을 한다.

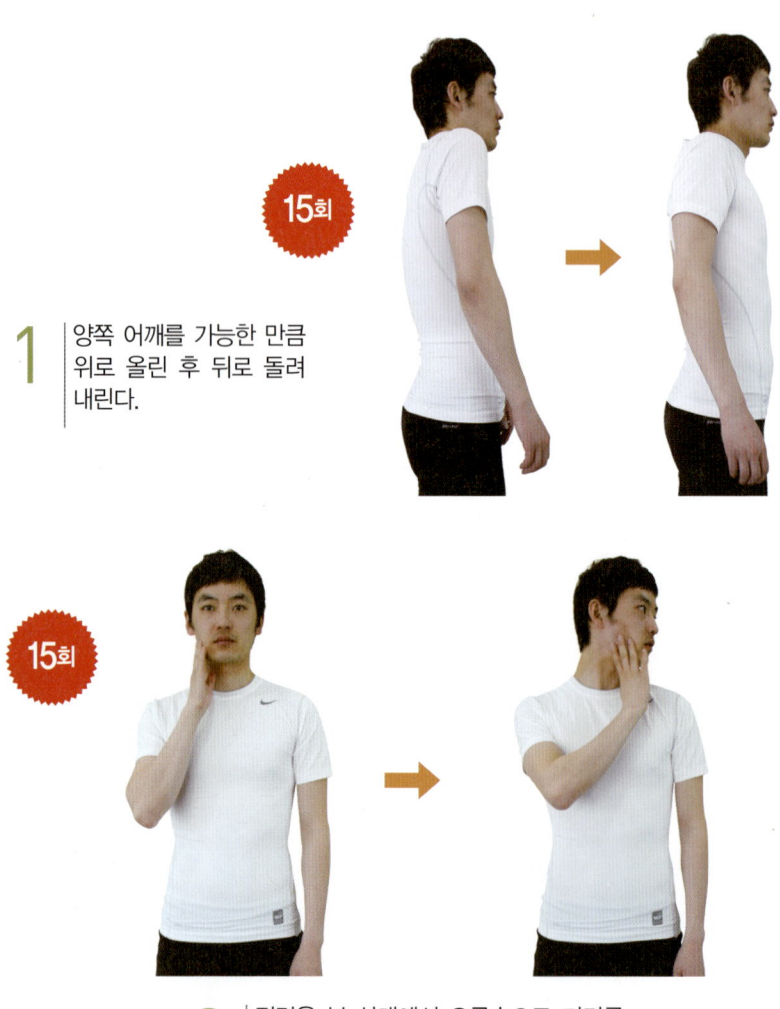

1. 양쪽 어깨를 가능한 만큼 위로 올린 후 뒤로 돌려 내린다.

2. 정면을 본 상태에서 오른손으로 머리를 최대한 왼쪽으로 돌린다(반대쪽도 실시).

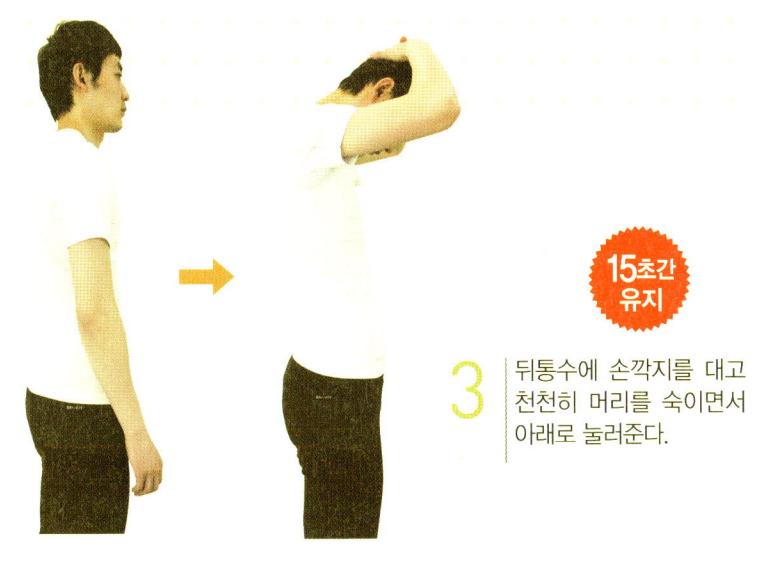

3 뒤통수에 손깍지를 대고 천천히 머리를 숙이면서 아래로 눌러준다.

15초간 유지

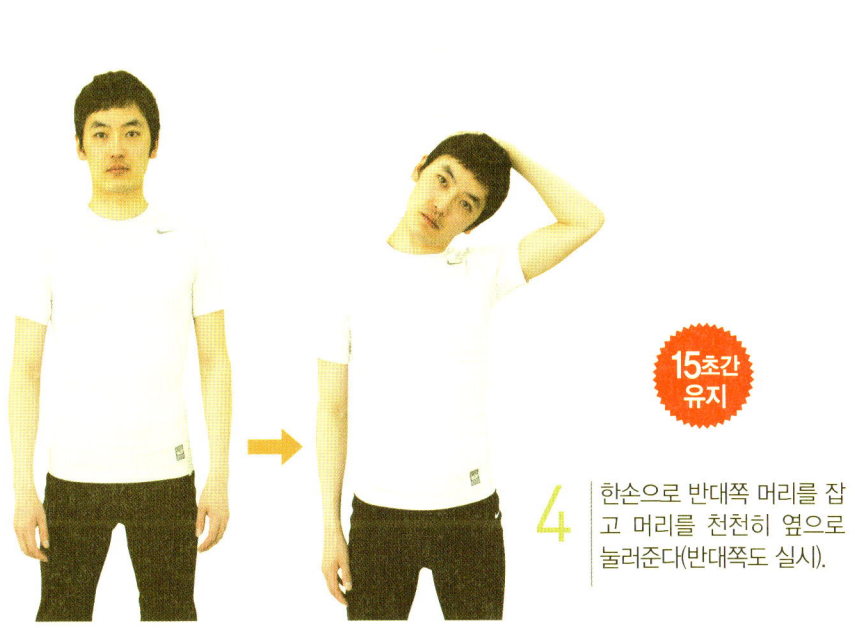

4 한손으로 반대쪽 머리를 잡고 머리를 천천히 옆으로 눌러준다(반대쪽도 실시).

15초간 유지

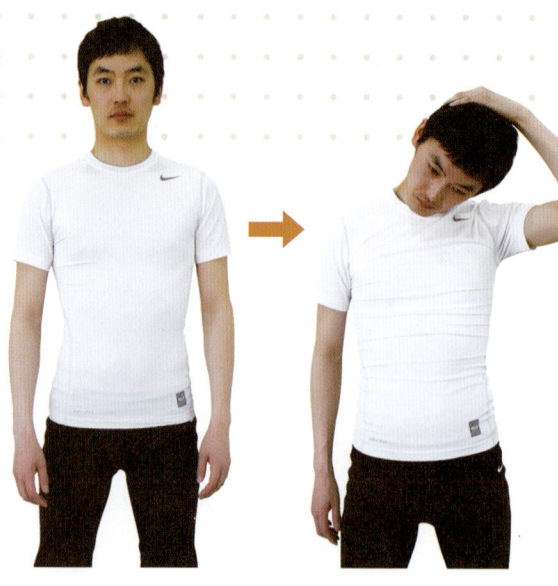

5 한손으로 반대쪽 머리를 잡고 앞쪽 대각선으로 천천히 눌러준다(반대쪽도 실시).

15초간 유지

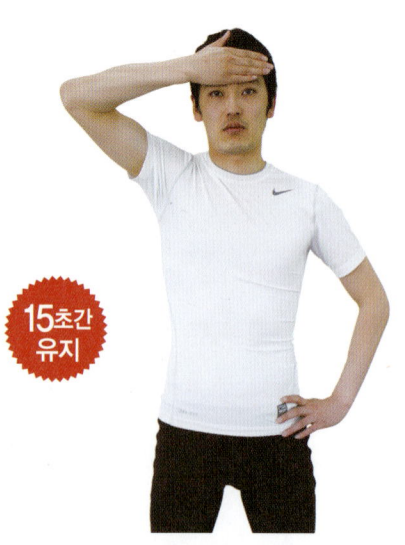

6 한손을 이마에 대고 목이 움직이지 않게 하여 이마와 손바닥을 서로 밀어준다.

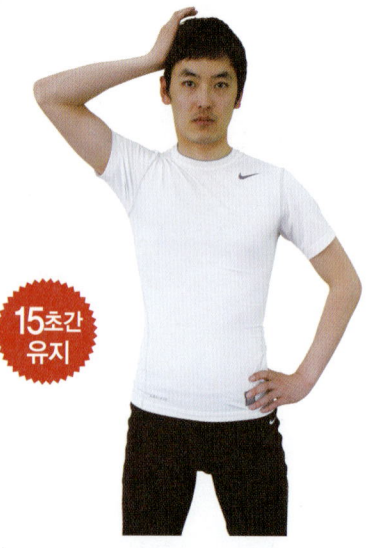

7 한손을 머리에 대고 목이 움직이지 않게 머리와 손바닥을 서로 밀어준다(반대쪽도 실시).

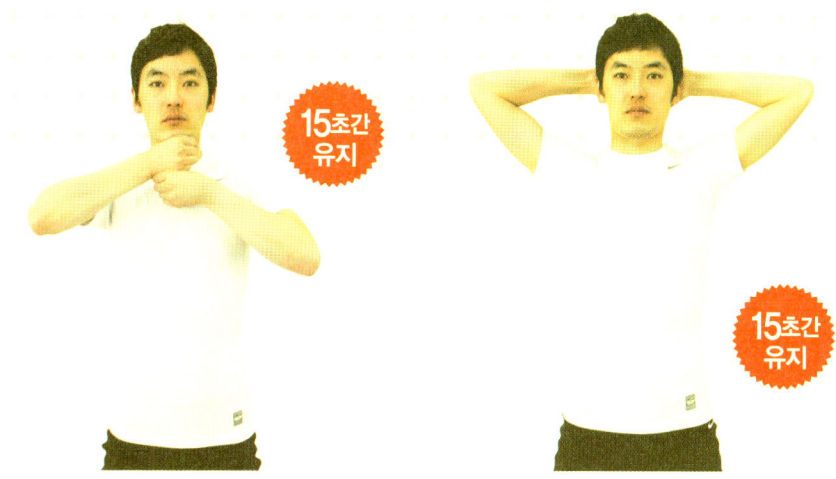

15초간 유지

15초간 유지

8 두 주먹을 턱에 대고 목이 움직이지 않게 머리와 두 주먹을 서로 밀어준다.

9 뒤통수에 손깍지를 대고 목이 움직이지 않게 하여 머리와 양손을 서로 밀어준다.

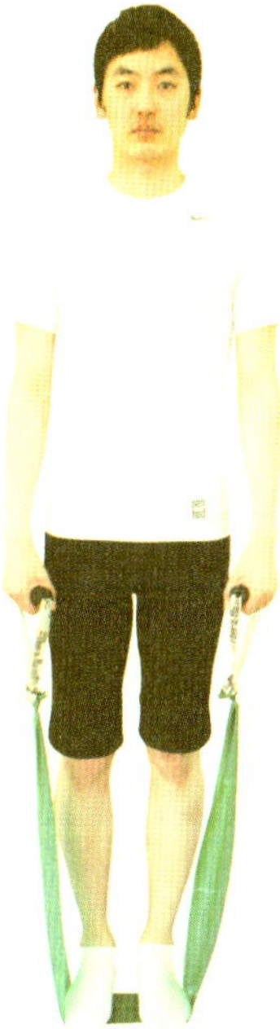

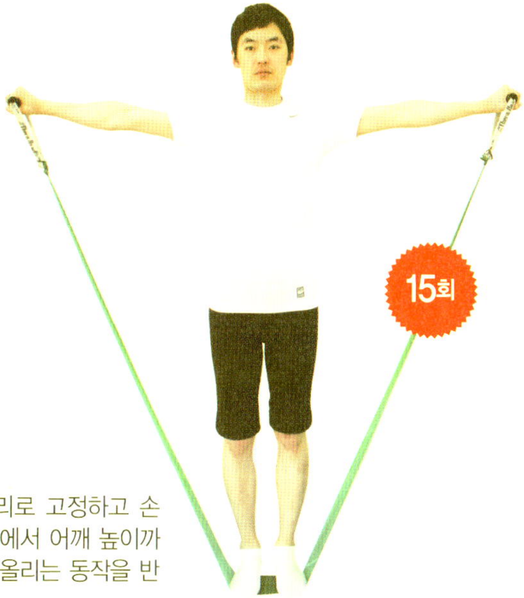

15회

10 밴드를 다리로 고정하고 손에 쥔 상태에서 어깨 높이까지 옆으로 올리는 동작을 반복한다.

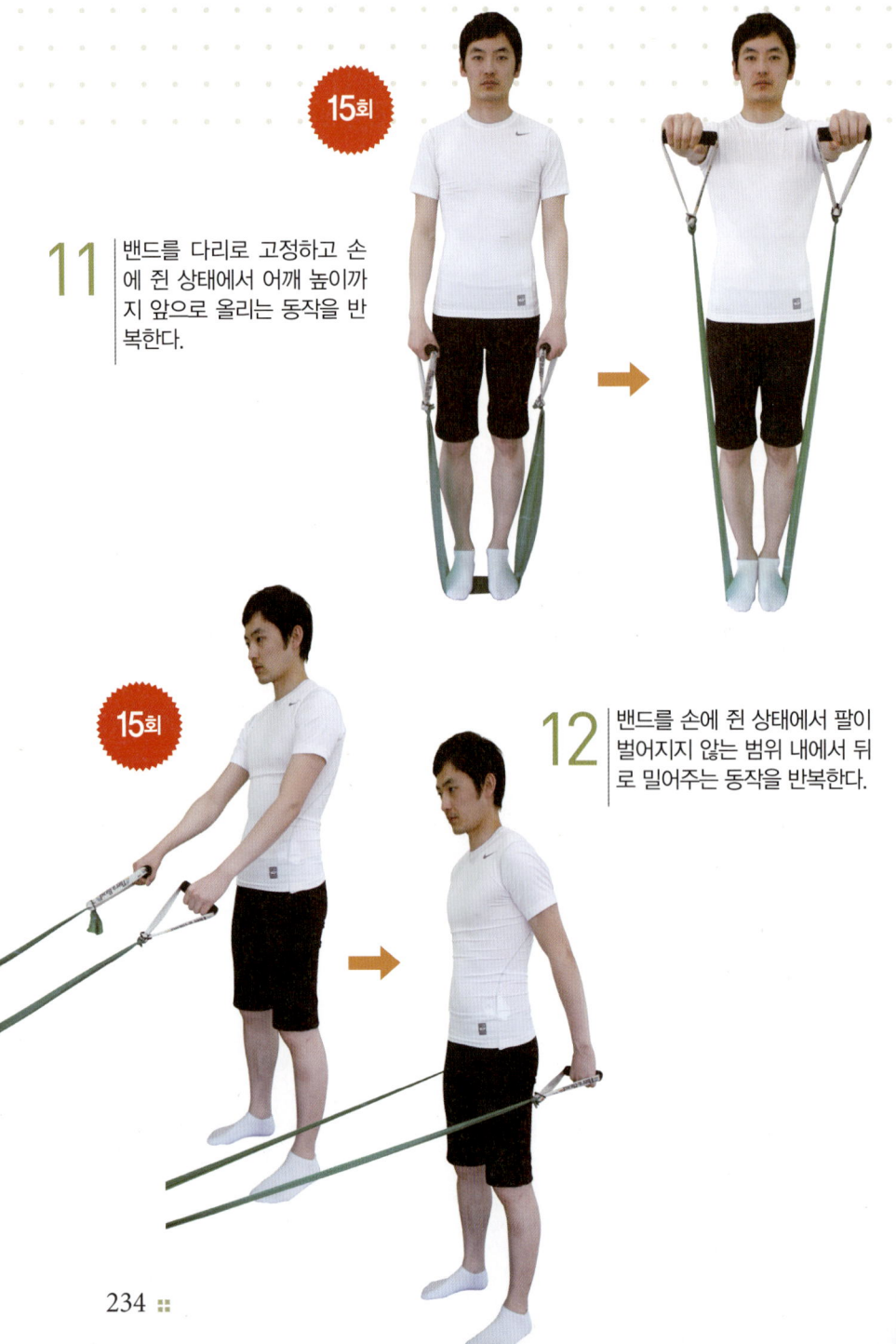

11 밴드를 다리로 고정하고 손에 쥔 상태에서 어깨 높이까지 앞으로 올리는 동작을 반복한다.

12 밴드를 손에 쥔 상태에서 팔이 벌어지지 않는 범위 내에서 뒤로 밀어주는 동작을 반복한다.

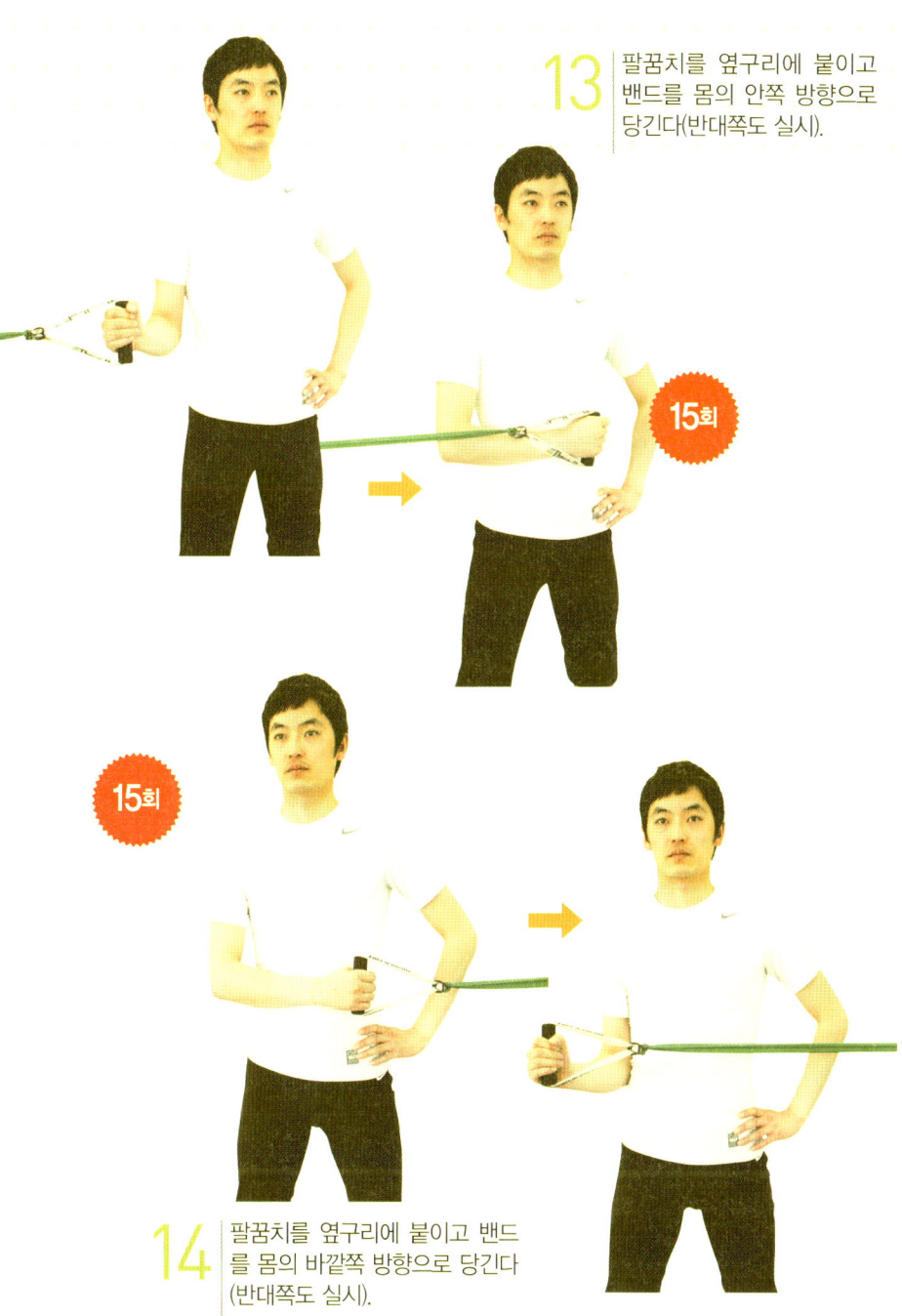

목 운동 일반인 편
척추질환을 예방하는 목 긴장 완화 운동법

1 양쪽 어깨를 수평을 유지하면서 위로 올린 후 뒤로 천천히 돌려 내린다.

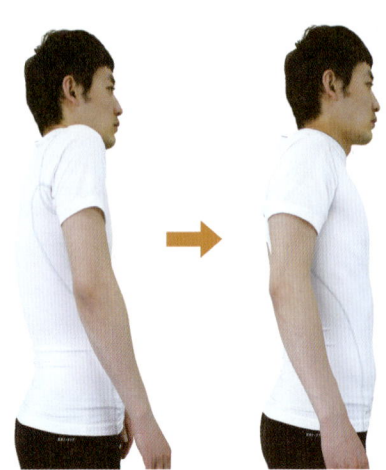

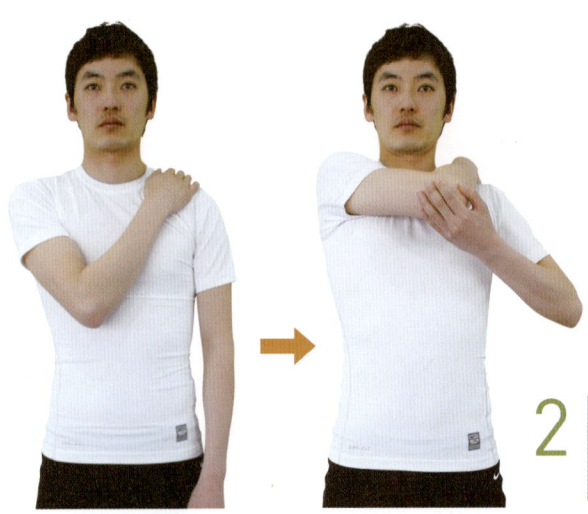

2 오른손을 왼쪽 어깨에 올리고 다른 손으로 팔꿈치를 잡고 밀어준다(반대쪽도 실시).

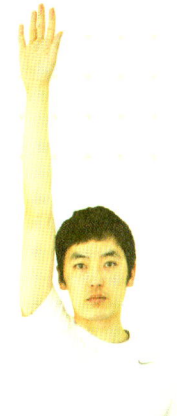

3 오른팔을 위로 올려 귀 옆에 붙이고 하늘을 향해 올려준다 (반대쪽도 실시).

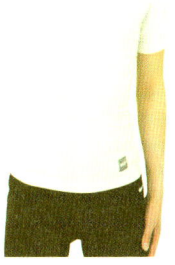

4 손깍지를 끼고 뒤로 밀어준다.

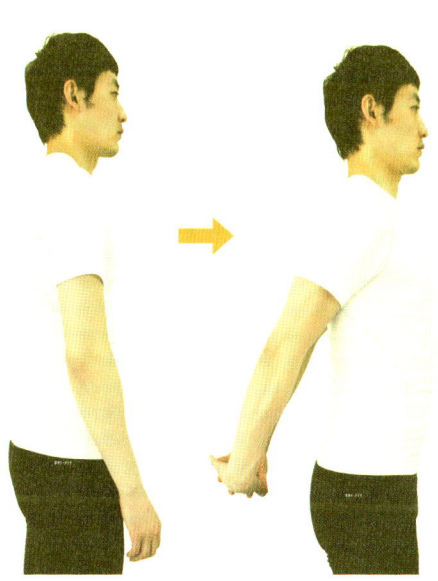

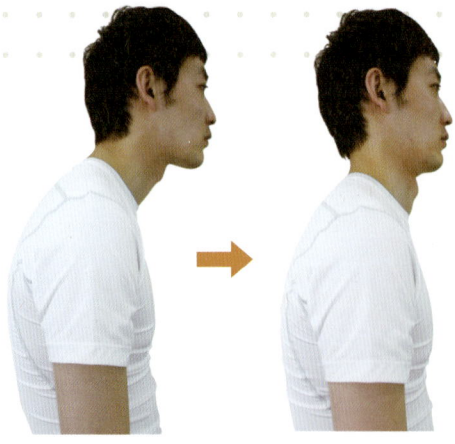

5 턱을 앞으로 밀고 안으로 당기는 동작을 반복적으로 한다.

6 뒤통수에 손깍지를 대고 천천히 머리를 아래로 눌러준다.

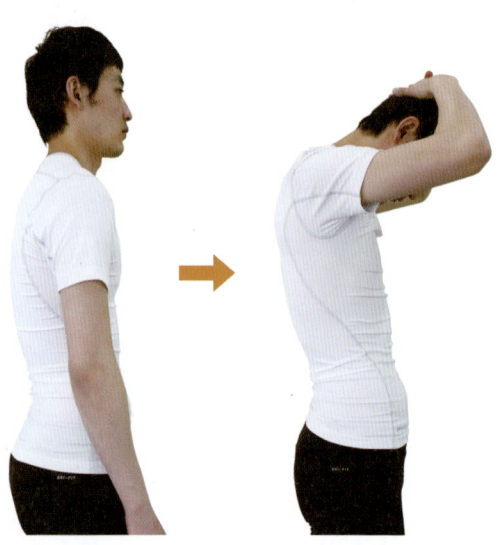

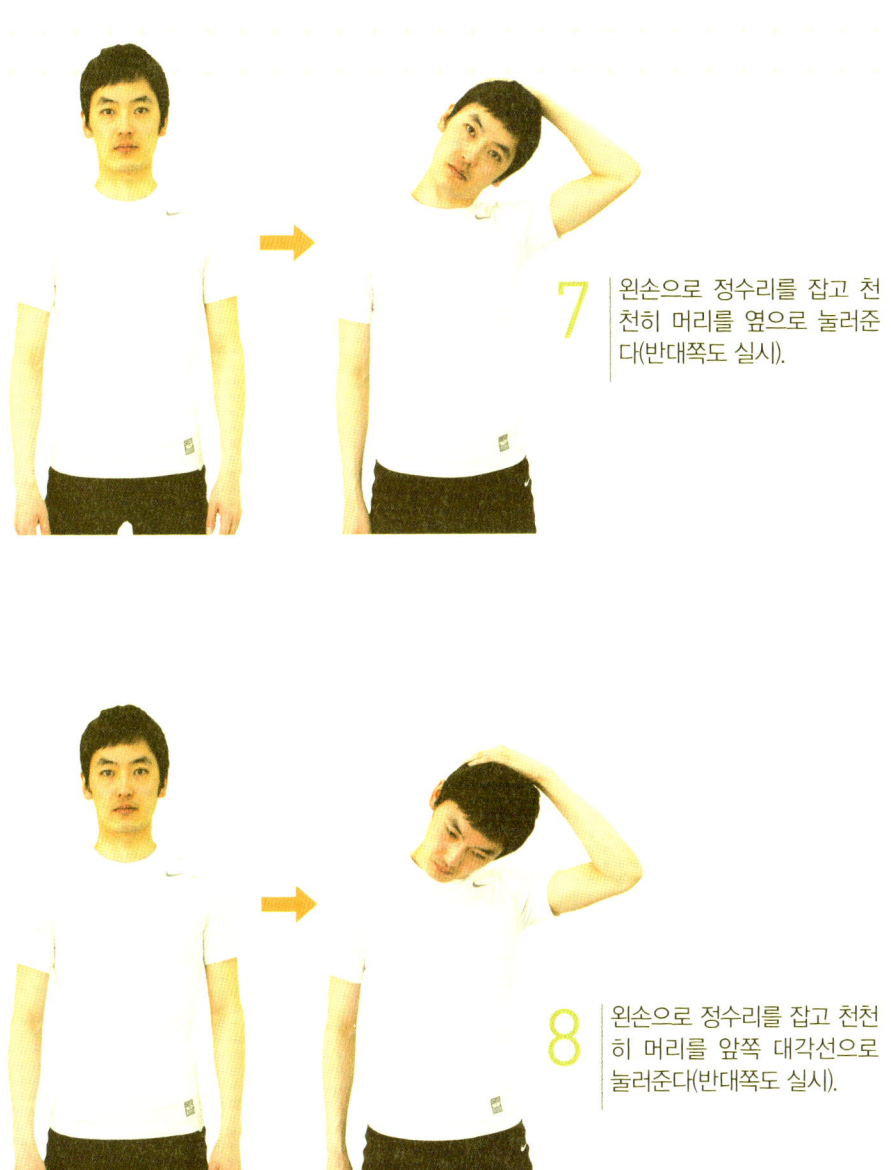

7 왼손으로 정수리를 잡고 천천히 머리를 옆으로 눌러준다(반대쪽도 실시).

8 왼손으로 정수리를 잡고 천천히 머리를 앞쪽 대각선으로 눌러준다(반대쪽도 실시).

목 운동 (일반인 편) 척추질환을 예방하는 목 튼튼 운동법

1 오른손을 이마에 대고 목이 움직이지 않게 하여 이마와 손바닥을 서로 밀어준다.

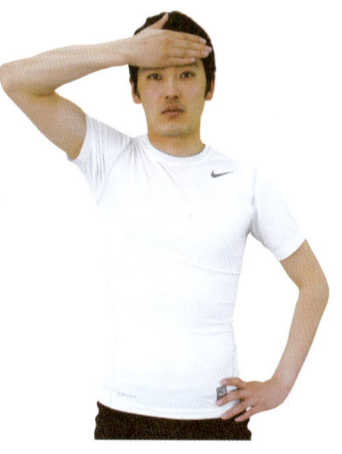

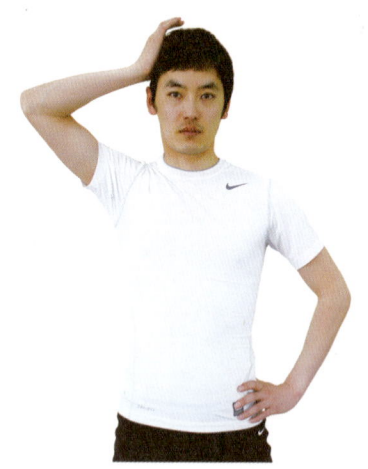

2 오른손을 옆머리에 대고 목이 움직이지 않게 하여 옆머리와 손바닥을 서로 밀어준다(반대쪽도 실시).

3 오른손을 머리 앞쪽 45도 방향에 대고 목이 움직이지 않게 하여 이마와 손바닥을 서로 밀어준다(반대쪽도 실시).

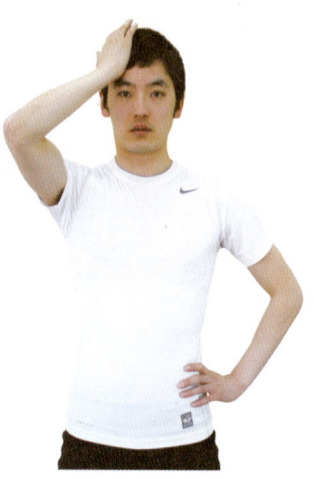

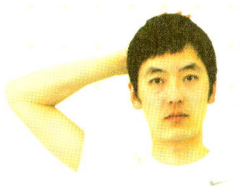

4 오른손을 머리 뒤쪽 45도 방향에 대고 목이 움직이지 않게 하여 머리와 손바닥을 서로 밀어준다(반대쪽도 실시).

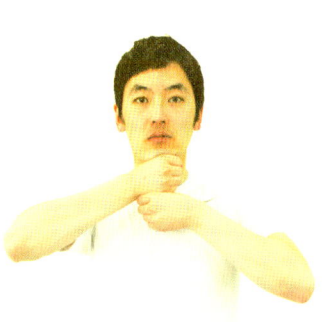

5 두 주먹을 턱에 대고 목이 움직이지 않게 하여 머리와 두 주먹을 서로 밀어준다.

6 양손을 뒤통수에 깍지를 끼고 목이 움직이지 않게 하여 머리와 양손을 서로 밀어준다.

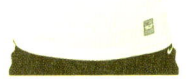

:: 에필로그

'최적의 방법'과 '최소의 위험'이 결합한 비수술 치료

척추질환은 대부분의 사람들이 일생에 한번은 겪게 마련인 국민병, 아니 전지구인의 병이다. 척추질환은 직립보행을 하는 인간의 특징이자 숙명이기 때문이다. 그럼에도 불구하고 많은 오해를 받고 있는 병이다. 마치 두려움, 공포, 거짓 등에 눌려 최후로 남아있던 판도라 상자의 '희망'처럼, 척추질환에 대한 세상의 오해를 하나하나 꺼내 바로잡고 '진실'을 담아 치료하고 싶다.

척추질환에 대한 오해 가운데 가장 견고한 것이 바로 '척추병은 무조건 수술해야 한다는 것'이다. 그 오해가 어느새 수술 권하는 사회를 만들었던 것 같다. 사실, 척추질환은 증상이 심하지 않다면 생활습관을 개선해 척추 근육을 강화하거나 물리치료나 운동치료를 병행하면 충분히 증상의 호전을 보일 수 있다.

인체 자연치유력의 한계를 넘어서 병원치료가 불가피한 단계에 이르렀어도 수술의 부담을 갖지 않아도 된다. 다양한 비수술적 치료법이 있기 때문이다. 21세기의 앞선 의과학 장비와 기술력에 힘입어 최소의 위험으로 환자의 상태에 맞춘 최적의 방법이 적용된 다양한 시술법이 발달되었다.

척추질환의 비수술적 치료법의 효과를 알리는 것은 이러한 생각에 전환점을 마련해주리라 생각한다. 그동안 임상에서 기대 이상의 치료 성과를 거둔 필자는 척추질환에 대한 비수술 치료법을 더 많은 분들에게 알려드려야 한다고 다짐했다. 가능한 한 환자의 입장에서 최대한 이해하기 쉽도록 안내하고자 하는 길잡이의 마음이다. 우리 몸의 기둥인 척추, 제대로 알고 잘 관리할 때 120세 시대의 건강을 올곧게 지켜갈 수 있다.

그동안 믿고 의지해 주신 것뿐만 아니라, 도리어 많은 가르침을 주신 환자분들과 그 가족들에게 진심으로 감사드리고 항상 건강하시기를 기원한다. 또한 언제나 함께 노력해주는 세바른병원 임직원 여러분께도 감사드린다.

신명주

나는 절대
척추 수술을
권하지 않는다

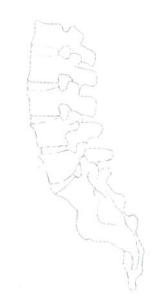

★ 이 책에 등장하는 인물의 이름은 가명임을 알려드립니다.